幸せな妊娠　出産　育児のために

トコちゃん先生の骨盤妊活ブック

渡部信子

筑摩書房

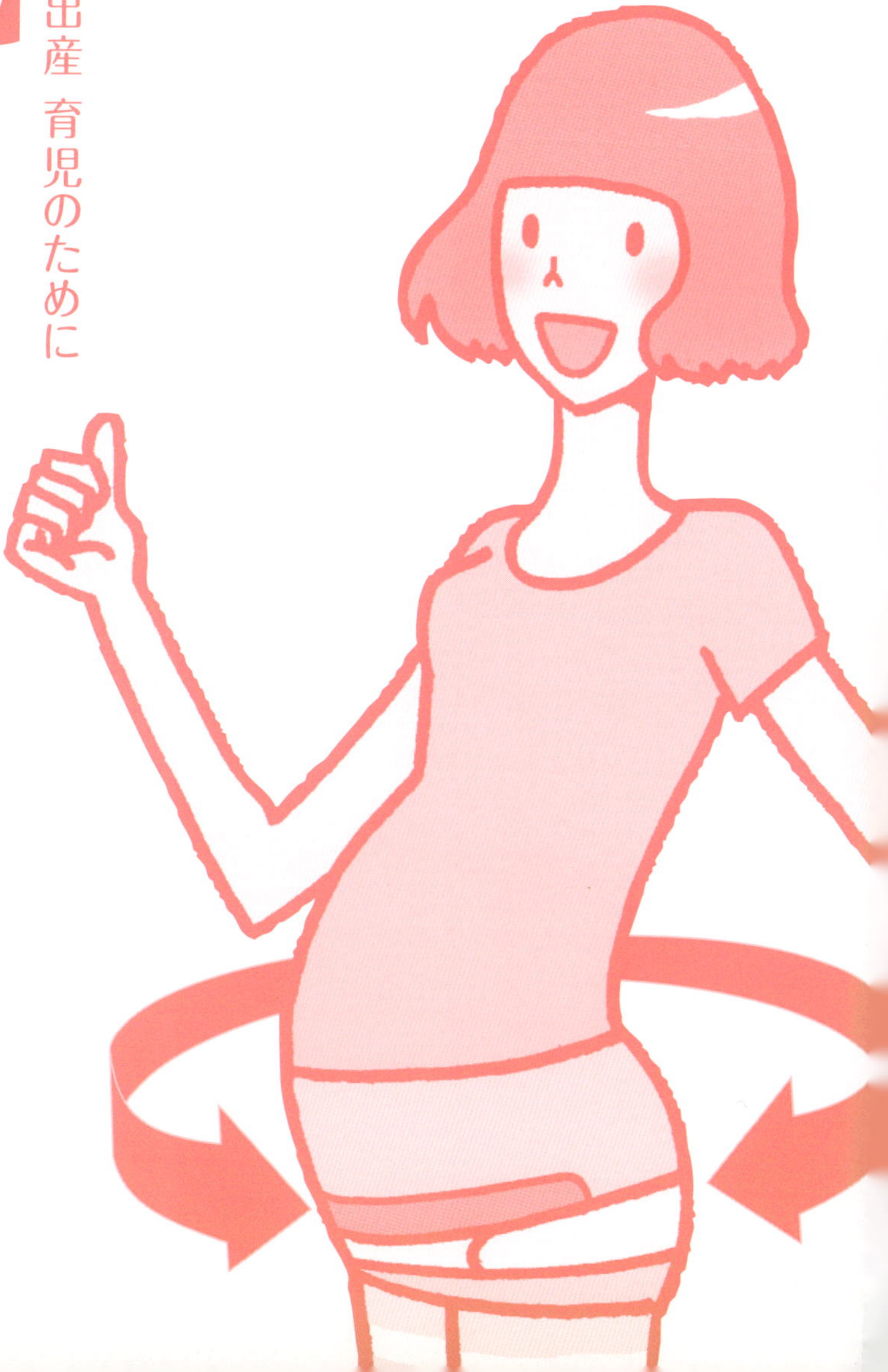

はじめに

この本を手に取ったあなたは、きっと子供がほしいと思っているのですね。そういう人と出会えてうれしいです。

私は以前、助産師として26年間、大学病院に勤めていました。その後、14年前に独立して女性向けの整体サロン「健美サロン渡部」を開設。このサロンには妊婦さんや、妊娠を希望する女性がたくさんやってきます。合わせて40年、妊娠・出産と関わる仕事をしてきたことになります。

自分でも3人の息子を育て、今は孫が3人います。子供を産み、育てることの充実感を私自身がたっぷりと経験してきました。ですから多くの女性に、この素晴らしい体験を味わってほしいと思っています。

ただ、最近とても気になることがあります。40年を振り返ってみると、ここ十数年で、女性の体が大きく変化しました。妊娠・出産という大仕事をこなすには、あまりに非力で問題の多い体つきの女性が急激に増えているのです。今や若い女性の大部分が、妊娠・出産しにくい体になってしまったといっても過言ではありません。

ここでカギを握っているのが「骨盤」です。

骨盤は、腰の中にある大きな洗面器型の骨。この中心に、赤ちゃんの命が育まれる場所＝「子宮」があります。骨盤が子宮を取り囲み、赤ちゃんをしっかりと守っているわけですね。

ところが、この骨盤がグラグラにゆるんでいたり、ゆがんでいたり、幼児型のままだったり、左右非対称に変形している女性が、最近とても多いのです。こんな骨盤では、子宮をきちんと守れません。骨盤のゆがみが子宮にも連鎖して、子宮までゆがませてしまうと、不妊になりやすいし、妊娠しても流産や早産の危険が高くなります。

実際、ここ十数年というもの、出産全体に占める早産の割合は、年々増加しています。妊娠を臨月まで維持できない体の女性が増えているのです。

しかも、ゆがんだ骨盤で妊娠すると、産まれてくる子供の体までゆがませてしまうのです。生まれながらに首や股関節がずれたり、体がねじれている。そういう子は体が苦しいので、昼も夜も激しく泣きます。だからお母さんもすっかり参ってしまう。せっかく子供を授かったのに、ちっとも幸せな気分になれないのです。本当に残念なことですが、最近、そんな話を耳にすることがとても多いのです。

どうですか。みなさんは、自分の骨盤に自信がありますか?

まあ、実際に自分の骨盤がどんな状態なのかは、このあと本の中で紹介するセルフチェックをやってみれば、すぐにわかります。でもおそらく、ゆるんでゆがんだ骨盤の人がかなり多いはず。それは、今の私たちが生活している環境に問題があるからです。

40年以上前の日本では、掃除や洗濯、炊事などを手作業で行うのが当たり前でした。薪割りや草むしりのような労働もあった。そのうえ食卓はちゃぶ台、トイレは和式ですから、1日に何度も床に座ったりしゃがんだりしていた。そういう暮らしの中で自然に体を動かすことで、骨盤周りの筋肉がしっかりと鍛えられ、妊娠しやすくて安産できる体が作られたのです。

そんな環境と比べたとき、現代の日本人の生活はあまりに快適。たいていのことは、指先でボタンをピッピッと押せば、機械が全部やってくれます。だから骨盤はなまけっ放し。背骨や内臓を支えられないのもあたりまえ。

でも、環境が悪いと嘆いたところで、骨盤は良くなりません。子供がほしい、安産で産みたいと願うなら、骨盤を良くする努力をするべきです。

そこで私がお伝えしたいのが、「骨盤ケア」です。

骨盤ケアは、ゆるんでゆがんだ骨盤を自分で整えて締まった骨盤に変革するメソッド。簡単な体操と、ベルトを使って骨盤を支える方法を組み合わせています。整体サロンやセミナーで多くの人にやってもらい、改良を重ねてきたメソッドばかりですから、効果は折り紙付き。多くの女性が、骨盤ケアに取り組んで、健康な子供を授かっています。

私は、助産師などの医療者向けの骨盤ケアセミナーも開いています。その人たちが骨盤ケアを覚えて、病院や助産院で妊婦さんに教えてもらうためです。骨盤ケアを取り入れた病院では、切迫早産や逆子などのトラブルが減り、帝王切開になる割合も下がるといった成果が挙がっています。すでに妊娠している人にも、とても役に立つのです。

そして、産後の腰痛や尿もれにも、骨盤ケアは効果的です。出産によって骨盤がひどくゆがんでしまう人も多いのですが、きちんとケアすれば、きれいな引き締まった骨盤になれるのです。お産をきっかけに体調がすぐれないという人にも、ぜひやってほしい。

お産だけではありません。頭痛や月経痛、腰痛、冷え、便秘、めまいといった多くの不調も、骨盤ケアで解消できます。もしあなたが、今は子供より仕事を頑張りたいと思っていたとしても、体の調子が悪ければ頑張りがきかないでしょう？　お産も、仕事も、大事なのはまず体です。しかも骨盤が締まれば、お尻がきゅっと引き締まってスタイルが良くなる。本当に、良いことばかりです。

最近は、婚活ならぬ「妊活」という言葉があるそうですね。私にいわせれば、それこそまさに骨盤ケアのことですよ。いい骨盤なしに、いい妊娠はありえません。引き締まった健康な骨盤は、一生の宝なのです。

さあ、今日から始めましょう。骨盤ケア！

装幀　井上則人デザイン事務所
装画　斉藤ロジョコ

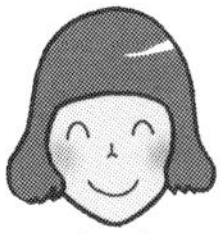

幸せな妊娠　出産　育児のために
トコちゃん先生の骨盤妊活ブック

目次

第2章 現代女性の骨盤は「類人猿型?!」

第3章 医学的に証明された骨盤ケアの有効性

第4章 骨盤だけじゃない、「背骨」もゆがんでいる

第6章 実践編 骨盤ケアを始めよう ……181

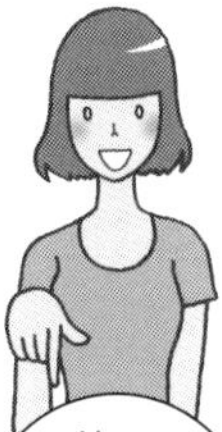

体のゆがみを解消するために

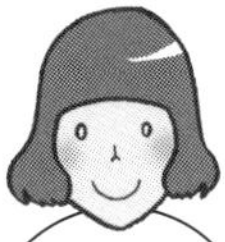

第1章

骨盤ケアで、出産・育児はこんなに変わる

骨盤ケアをして産まれた子はムダ泣きしない

最初に、私が運営しているセミナーや整体サロンで、骨盤ケアを学んだ女性たちのエピソードを紹介しましょう。骨盤ケアによって妊娠や出産、子育てがどんなふうに変わるのか、実際に体験した女性たちの経験を聞くのが、何よりも説得力があるからです。

まずはAさん（現在36歳。最初に整体サロンに来たのは27歳の時）。彼女は体育系の大学を出て、体育の先生をしていましたから、当然、スポーツは得意。日ごろからよく体を動かしているので、同世代の女性たちと比べたら体力はある。普通に考えたら、子供を産んでもピンピンしていそうなものです。

ところが第1子を産んだ後、出産後10日以上も立ち上がれなかったそうです。恥骨結合離開といって、骨盤正面の結合部の靭帯《じんたい》がゆるみ、骨が左右に離れてしまったのです。そのためひどい痛みが起きました。やっと起きた後も痛みは続き、そのうえ体ががくがくして安定しないため、長く立っていられない。そんなしんどい体を引きずって初めての育児ですから、心身ともに追い込まれてすっかり参っていました。

そんなとき、新生児訪問で出会った助産師の薦めで、おぼつかない足取りで、私の整体サロンにやって来ました。背中を見ると背骨は横にS字状に彎曲している脊柱《せきちゅう》側彎症《そくわんしょう》でした。その日から彼女は骨盤ケアに励みました。痛みは徐々に消え、背骨もきれいになり、体調も改善。そして2年後、第2子を授かったのです。

彼女が本当に驚いたのはその後です。産まれてきた2人目の赤ちゃんは、上の子と比べて顔の血色が良く、いつも元気でにこにこしている。一人で遊びながらいつの間にか寝るので、めったに泣かない。熱を出したり、嘔吐するといったトラブルも少ない。1人目のお子さんがしょっちゅう泣いて、発熱して、なかなか寝ついてくれなかったのとは全く対照的だったのです。

そのため子育ても実にスムーズ。1人目のときは自分の睡眠時間がろくに確保できず、体力的にもかなり大変だったようですが、2人目のときは自分も十分に休めるのです。子育ての楽しさを初めて実感できたといいます。

実はこのエピソードは、骨盤ケアを実践したお母さんたちが語る典型的な体験談です。1人目を産んで体調を崩し、自分の体を何とかしたいと思って骨盤ケアに取り組んだところ、2人目で驚くほど健康で育てやすい子供が産まれた、というパターン。私は、全国で骨盤ケアに取り組んでいる助産師たちから、これと同じようなエピソードを数多く聞いてきました。そのたびに、骨盤を整えることが母体の健康のみならず、産まれてくる赤ちゃんに対しても、大きな影響を与えるのだという確信を強めています。

もちろん理想は、最初の子供を産む前から骨盤ケアをしてもらいたい。そうすれば初めから、健康で育てやすい赤ちゃんが産まれるのですから。でも、本気で骨盤ケアに取り組もうという気持ちになるのは、やはり自分の体調を崩す経験をしてからの人が多いのです。だからこういうエピソードが増えるのも、やむを得ないのでしょう。

この本を手に取ったあなたが、もしまだ出産経験のない女性でしたら、悪いことはいいません、ぜひ本をよく読んで、1人目を授かる前から骨盤ケアを始めてください。

さて、次のエピソードに移りましょう。Bさん（現在38歳。私のセミナーを受け始めた時は30歳）のケースです。彼女は助産師で、先日2人目の赤ちゃんを帝王切開で出産しました。彼女は骨盤ケアを知る前に、6年間も不妊治療を受けていたそうです。でも妊娠できず、半ばあきらめかけていました。そんな折り、仕事のスキルをアップさせようと、私が開催した助産師向けの骨盤ケアセミナーに参加しました。

私のセミナーは徹底した実践主義ですから、参加した人は、自分やほかの参加者を〝練習台〟にして、実際のケアを施します。Bさんは勉強熱心なので、帰ってからも練習のつもりで、1人でできる体操などを続けました。つまり期せずして、自分の骨盤を一生懸命に整えていたことになります。

すると驚いたことに、彼女は自然妊娠したのです。6年も不妊治療を受けてダメだったのに、ですよ。そして無事、第1子を自然分娩。産後の骨盤ケアもしっかりやっていました。

2年後、Bさんは次の子を作ろうとしたところすぐに妊娠したのですが、残念ながら妊娠6週で流産。その後続けて3回流産し、なんと、1年間で4回も流産してしまったのです。

2回目の流産はちゃんと赤ちゃんの心音が聞こえていたのに妊娠11週で流産。3、4回目は妊娠反応が（＋）と出たのに、受精卵は子宮の中に留まることなく流産しました。これを化学妊娠といいます。

私と出会った時、Bさんは「病院であらゆる検査を受けたけど、異常は見つからなかった」とうなだれていました。私は超音波画像検査（エコー検査）の写真を見ながら、すぐに「1回目の流産の後、骨盤ケアをした？」と尋ねたところ「えっ、6週の流産でも骨盤はゆるむのですか？　知らなかった～」と。私は「1回目の流産後に、骨盤ケアをしなかったため、内子宮口（104ページ参照）がゆるんだことが、3回の流産の原因では？」と考え「だったら骨盤はゆるんでいるはず」と彼女の恥骨結合を触れてみました。すると何と、妊娠後期の妊婦さんのようにゆるんでいたのです。

ここでBさんは再び、熱心に骨盤ケアに取り組みました。その結果、すぐに妊娠しましたが、ゆるみがしっかり回復しないうちに妊娠したためか、少し胎盤が低い位置にあることが分かりました。

後で詳しく説明しますが、出産や流産の前後は女性の骨盤が最もゆるむ時期です。この時期にうまくケアすれば、骨盤がきれいに整いますが、手を抜くと逆に、骨盤はひどくゆがみ、それにより子宮もゆがみ、いっそう妊娠しづらい体になりかねないのです。

　さて、ここまでの話の中で、すでに何度か気になる言葉が出てきました。

「骨盤のゆるみ」と「骨盤のゆがみ」です。

　ダイエットなどの美容情報に詳しい人なら、この言葉をご存じでしょう。ゆがんだ骨盤を整えることでたるんだお腹が凹むとか、月経痛や便秘などの不調が解消されるといった情報は、世の中にたくさん出回っていますから。私自身、これまでに『ゆがみを解消！　骨盤メンテ』（日経ＢＰ社）などの著書のなかで、骨盤のゆがみを正して体をきれいに整えるメソッドを提案してきました。

　ただ、今回お伝えしたいのは、外観の話ではありません。骨盤の「ゆるみ」と「ゆがみ」を正すことで、女性の体にとって最も大切な機能＝妊娠・出産機能を正常にしていくのが、この本の目的です。

　では、どうして骨盤のゆがみを解消すると、妊娠や出産がうまくいくのでしょうか。

　それは、ゆがんだ骨盤の中では、「子宮のゆがみ」が起きているからです。

　子宮は、女性の骨盤の中央にある握りこぶしほどの大きさの臓器。妊娠すると、この中で赤ちゃんが育ちます。「子宮」という名前が示す通り、赤ちゃんが生涯最初の10カ月を過ごすお部屋といえます。

子宮の中の赤ちゃんは、超音波画像検査（エコー検査）で見ることができます。胎児の姿を見るためにこの検査が広く使われるようになったのは1980年代。私はそれ以前から大学病院の産婦人科で助産師として働いていました。それまでは妊婦さんのお腹に手で触れて確認するしかなかった赤ちゃんの状態が、画像で見られるようになったときの驚きを、今もありありと覚えています。

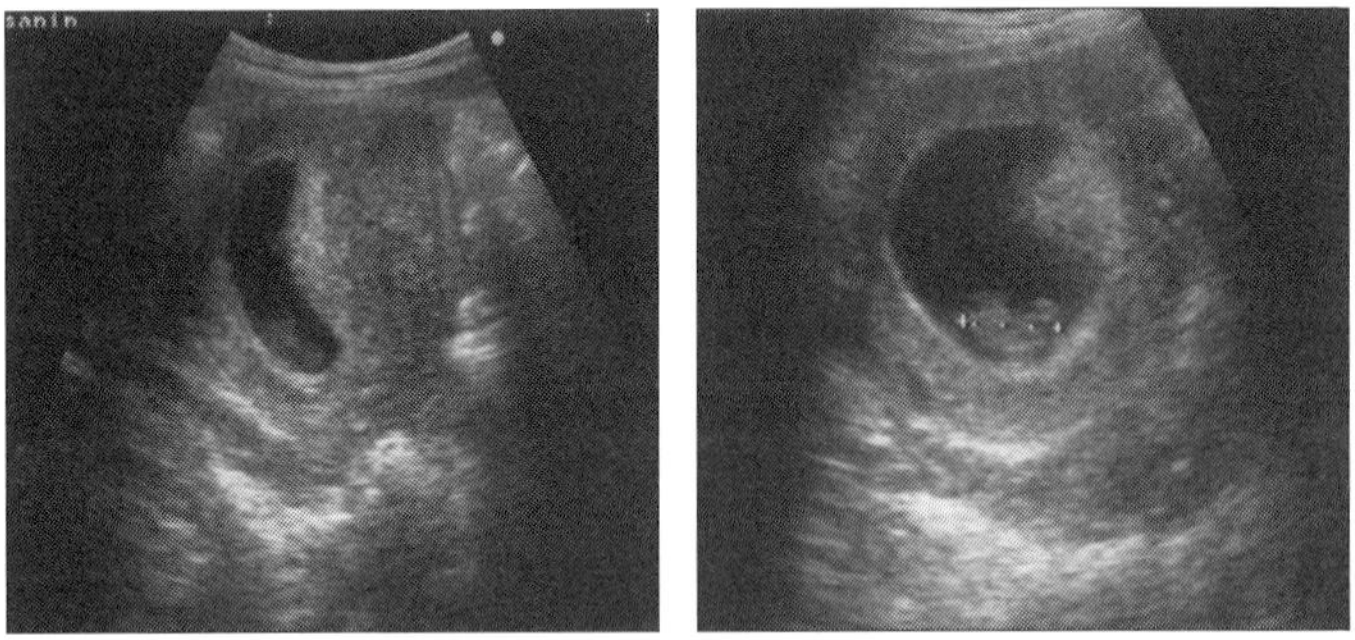

写真1　ナス型の子宮と丸い形の子宮
（写真提供：藤枝第一助産院）

エコー画像に映し出される妊婦さんの子宮（正確には子宮の中の胎嚢《たいのう》）は、ぷっくり丸々としていて、中に胎児が浮かんで見えます。これが健康な子宮の姿です。ところがここ10年あまりの間に、様子が変わってきました。丸い形の子宮がどんどん減り、代わってナス型、さらには細ナス型に引き伸ばされたシェイプの子宮が、目立つようになってきたのです（写真1）。

当初は、こんな形の子宮はそんなに多くなかったから、たまにこういう画像が見えると、「妙な形の子宮もあるものだ」と思っていました。でもその後、ナス型子宮の割合はぐんぐん増え、今やこの形の方が圧倒的に多数派。ですから昔のことを知らない若い産婦人科医や助産師は、これが普通だと思っていることも多いのです。

でも、はっきりといわせてもらいましょう。このナス型子宮こそ「凝り固まった子宮」であり、「ゆがみ子宮」なのです。

ゆがんだ子宮が、赤ちゃんの体をゆがませる

子宮の中の赤ちゃんは、自然に丸まった姿勢を取ります。両ひざを曲げて体全体を丸め、あごを引く。頭部が一番重いので、妊娠30週ころには頭が下（膣の方向）を向いて安定します。この姿勢が、赤ちゃんにとって最も居心地が良く、安産で生まれやすい姿勢です（イラスト2）。

ところが、凝り固まった子宮の中では、赤ちゃんがこの基本姿勢を取れないことが多いのです。よく見られるのが、片足または両足のひざがピンと伸びている姿勢（イラスト3）。

その姿勢で骨盤位（逆子）になってしまうケースも多いし、ひどい場合は、全身が1本の棒のように完全に伸びてしまうケースさえあるのです。さらには、凝り固まったゆがみ子宮の中では、あごを上げて顔面がそっぽ向いていたり、首がぐにゃっと横に曲がった姿勢になることもあります。

もちろん、赤ちゃんが好き好んでこんなポーズをしているはずはありません。本当は一番楽な丸まったポーズになりたい。自由に動けるなら、さっさと丸くなるでしょう。でも自分が入っている子宮が固ければ、その形に合わせて居心地の悪い姿勢でいるしかないのです。

つまり赤ちゃんは、こんな苦しい姿勢のままで、ろくに身動きできないのですよ。ちょっと想像してください。ひざをゆるめる余裕もないほどの狭い空間で、体をねじ曲げたまま何週間もほとんど動けないのです。そんな目にあったら、あなただって全身がガチガ

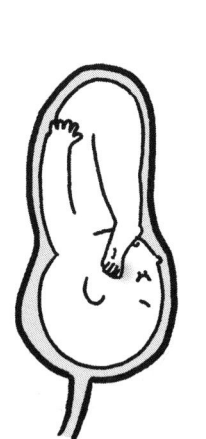

イラスト３　ゆがんだ子宮は居心地が悪い

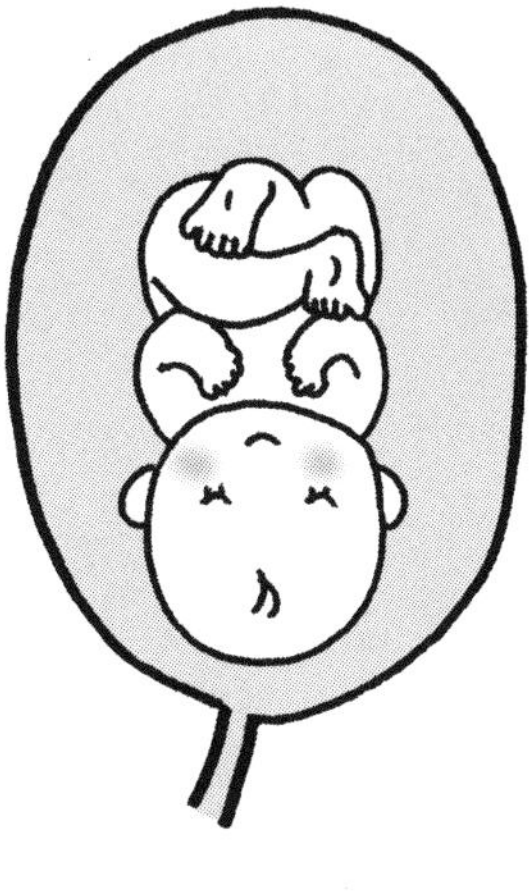

イラスト２　赤ちゃんの基本姿勢

チに凝ってしまうでしょう？

ゆがんだ子宮のお母さんから産まれた赤ちゃんは、産まれたときから全身がゆがんだ姿で凝り固まっています。首や上半身がねじれていたり、ひざが逆反りするほどピンと伸びていたり、足がバレリーナのようにつま先までピンピンにしてクロスしていたり……。以前は全く考えられなかったような不自然な姿の赤ちゃんが、どんどん産まれているのです。

私は仕事柄、育児雑誌やインターネット上に出ている妊娠関連情報をよく見ています。妊娠や出産の喜びを語るお母さんたちのブログを読むのも大好きで、見ず知らずの女性たちの書き込みをよく読ませてもらっているのですが、そういうところにアップされている赤ちゃんの写真からも、体のゆがみがはっきりと見て取れます。今や、ゆがみのない赤ちゃんを探す方が難しいほど。そんな姿を見ていると、胸が締め付けられそうになります。

全身がゆがんで凝り固まっている赤ちゃんが、心地いいわけがありません。だから不快感を訴えて、昼夜を問わず張り裂けんばかりに泣くのです。ゆがんだ子宮から産まれた赤ちゃんが育てにくいのは、そういう事情があるのです。

セミナーなどで若い女性たちの話を聞いていると、たいていみんな、子供が欲しいと思っている。でも周囲の友人などから、ムダ泣きする子供を育てるのにものすごく苦労していると耳にして、「子育てがそんなに大変なら子供はいらないかも……」と思ってしまう人も少なくないのです。

そんな話を聞くたびに、私はやるせなくなります。きちんと骨盤ケアをすれば、子育ては本当に楽しいのです。ぜひ、1人でも多くの若い女性に、この喜びを伝えてあげたい。そのためには骨盤ケアをもっともっと広めなくては。そんな使命感を強くするのです。

骨盤は4つの骨でできている

骨盤は骨＝固いものなのだから、そんな簡単にゆがむなんて信じられない。そんなふうに思った方もいらっしゃるかもしれませんね。

確かに骨そのものは、曲がったりねじれたりしません。でも女性の骨盤は、意外なほど簡単に変形します。それは、骨盤が4つの骨でできているからです。

29ページのイラスト4を見てください。骨盤は、お尻の中央にある逆三角形の骨＝「仙骨」と、その下の「尾骨」、両側に扇形に広がる2つの大きな骨＝「寛骨《かんこつ》」がつながってできています。仙骨と寛骨のつなぎ目を仙腸関節といいます。両側の寛骨からぐるりと体の前面にのびた腕が、ちょうどアンダーヘアーのあたりでくっつきます。ここが恥骨結合です。つまり洗面器型の外周には3つのつなぎ目があるのです。

これらの骨同士をつなぎ止めるのは、靭帯と筋肉。強固な結合ですが、金属の溶接のようにがっちりと固定されているわけではありません。ある程度伸びたりずれたり、曲がったりします。女性の場合、月経時には靭帯が若干ゆるみますし、妊娠・出産期には、赤ちゃんが通る通路（産道）を広げるため、靭帯が最大限にゆるむのです。

月経や妊娠に伴って靭帯がゆるむのは、体の正常な変化。そして靭帯がゆるんだときに、骨盤をしっかり保つのは筋肉の仕事です。でも現代の女性は、靭帯も筋肉も情けないほど弱い人が多い。だから骨同士の結合が、普段からゆるいのです。

結合がゆるいと、骨盤全体が変形してしまいます。それが骨盤のゆがみ。変形のパ

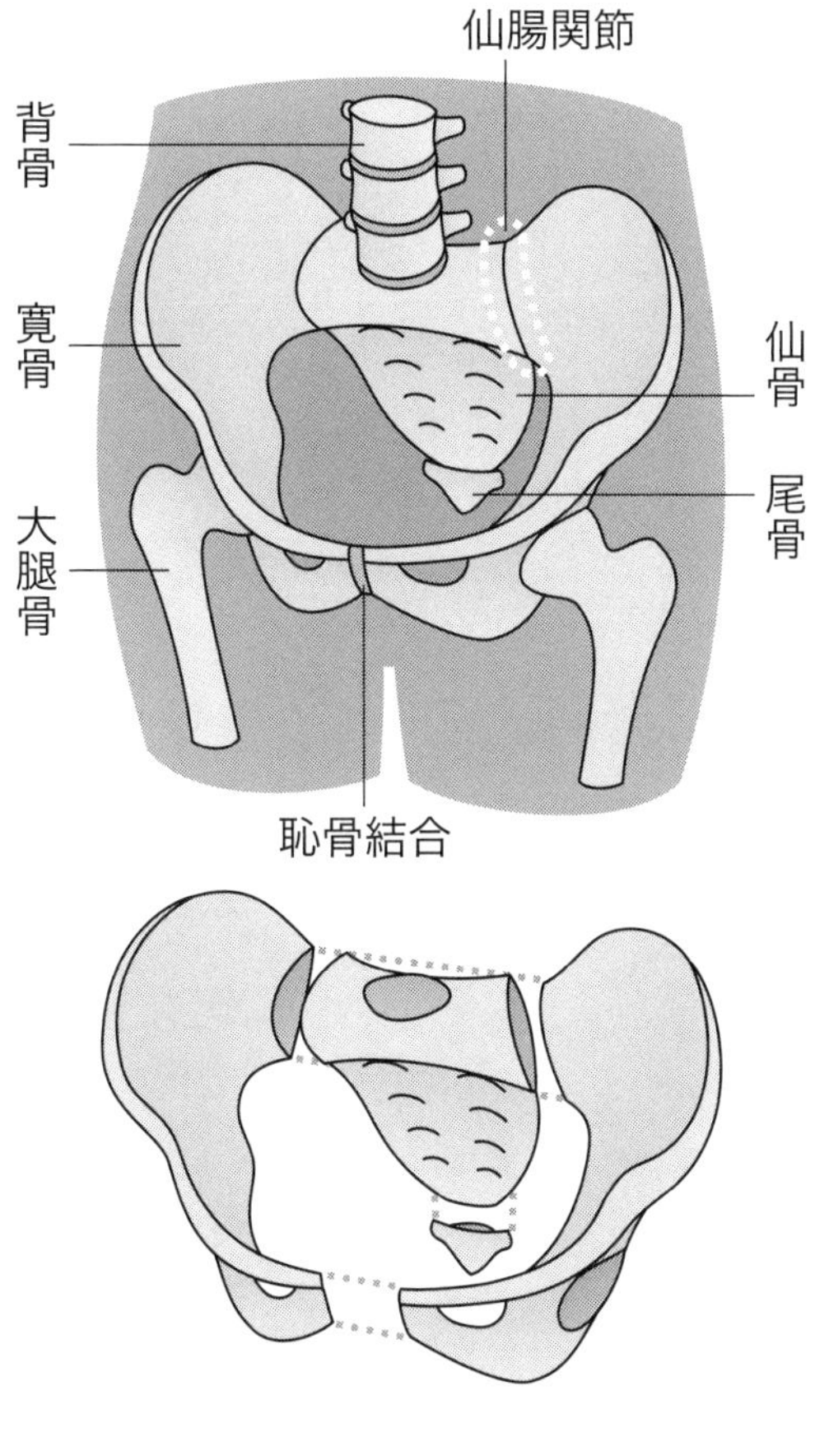

イラスト４　骨盤のしくみ
骨盤は４つの骨からできていて、それらを靭帯と筋肉がつないでいる。

ターンはいくつかあって、詳細は次章以降で解説しますが、とりあえず結合がゆるんだ結果、骨をつなぎ止める力が弱くなって、洗面器の底の方が裾広がりにだらんと広がってしまう姿をイメージしてください（イラスト5）。

そんな骨盤で、体はどうなるのか。洗面器の底に子宮があります。その上に、胃や腸などの重たい臓器が積み重なっている。洗面器の形の骨盤が、内臓の重さを支えているわけです。これがゆるんで広がると、支えとなる足場を失った内臓が、下へずり下がってしまうでしょう。その結果、一番底にある子宮が押しつぶされ、ゆがんでしま

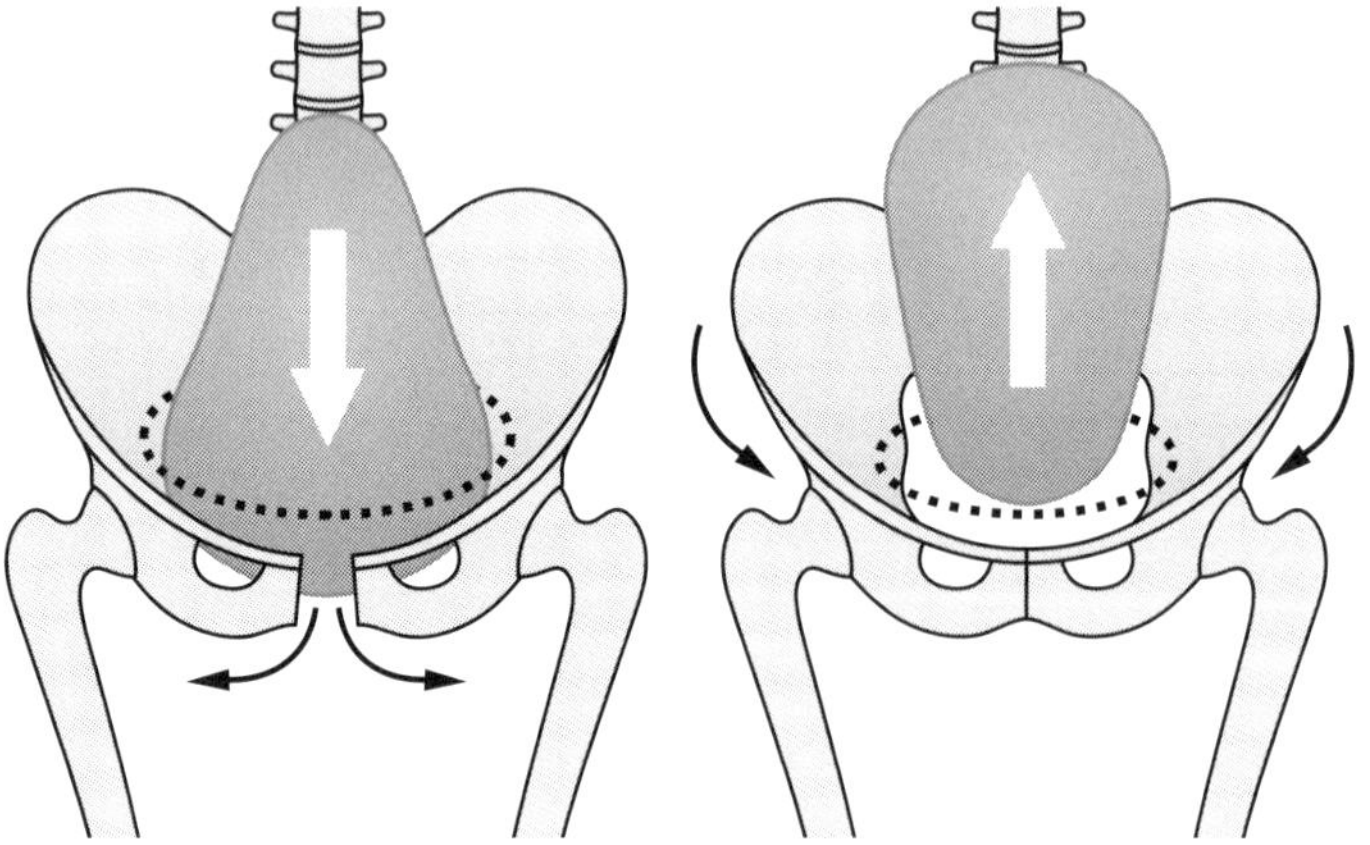

イラスト5　骨盤がゆるむと内臓が下へずり下がってしまう

うのです。

たいていの場合、ゆがんだ骨盤は、ゆがんだまま凝り固まっています。すると周りの筋肉や靭帯が固まってしまい、ゆがみが固定化されているのです。だからゆがみを解消するには、まず凝り固まった筋肉や靭帯をほぐすところから始める必要があります。

骨盤ケアは、大きく3つの目的があります。

①ゆがんで凝り固まっている骨盤を整える
②ゆるみ広がった骨盤の中にずり落ちている内臓を上げる
③骨盤を正しく支える（骨盤を締められる靭帯や筋肉を育てる。すぐに育てられない場合はトコちゃんベルトなどを使用）

この3つを満たすことで、ゆがんだ骨盤が整って引き締まり、内臓を支える力を取り戻します。すると子宮のゆがみも解消されるのです。

ゆがんだ子宮では赤ちゃんがうまく育たない？

ところで、ゆがんで産まれた赤ちゃんの体が、凝り固まっているだけなら、産まれてからマッサージやストレッチでほぐせばいいと思うかもしれません。皆さんも、「肩や首が凝った」と感じたとき、マッサージをしてもらったり、軽く体操するでしょう。そうやって筋肉がほぐれれば、楽になります。

もう体が出来上がった大人なら、それでもいいでしょう。でも赤ちゃんは子宮の中で、ぐんぐん育っているのです。受精卵というたった一個の細胞からスタートして、わずか10カ月のあいだに約３kgまで成長し、体を作り上げるのです。妊娠経験のあるお母さんなら、健診のたびに赤ちゃんの体重が増えていくのが、毎回楽しみだったでしょう？　この成長速度は、変なたとえですが、がん細胞よりもはるかに速い。その過程で、骨や内臓、脳など体のしくみ一式をきっちりと作るのです。

そんな急速な成長プロセスが、ゆがんだ姿勢のままで進んでしまったら？　産まれたあとではもう取り返しのつかない問題を、体に刻みつけてしまう可能性があるのです。

3章で詳しく説明しますが、実際、子宮内の不自然な姿勢がもたらす悪影響が、医学的にわかっています。まず、先天性股関節脱臼のリスクが確実に高くなることは30年以上前から発表されています。それ以外に、私は先天性の心臓や腎臓の病気、学習障害などとも関係あるのではと思っています。なぜなら、そのような子供を出産した母親の体を診ると、たいていとても強くゆがんでいて、胎内での赤ちゃんの姿勢に問題があったケースが多いからです。「硬くてゆがんだ子宮は、赤ちゃんの健康を損なう元凶となる恐れがある」と私は言いたいのです。

それ以前に、子宮が硬い人はそもそも妊娠しにくく、たとえ妊娠しても流産や早産が起きやすいこともわかってきました。骨盤がゆがんだ人のお腹や腰まわりに手を当てると、たいてい驚くほど冷えきっています。ゆがみの影響でお腹の中の血流が悪くなっているため、温かい血液が巡ってこないのです。

30年以上前のことですが、不妊治療を行っていた医師が「硬くてコロンとした子宮は妊娠しない。妊娠する子宮はスポイトのように柔らかく動く」と話していました。

そして今、このことが動画で証明できるようになったのです（110ページ参照）。でも不妊治療の現場では、子宮のコンディションを整えることには、全くといっていいほど無頓着。だから、硬い子宮にもそのまま受精卵を挿入します。これでは着床率が低いのも当然でしょう。

繰り返しトライしてなんとか妊娠できたとしても、流産や切迫早産のリスクが高い状態になる。それを厳重に管理して出産させても、生まれてきた赤ちゃんの体は間違いなくゆがんでいるでしょう。だから苦しくてムダ泣きします。でも、その子の面倒を見なきゃいけないお母さんの体も、ゆがみきってガタガタなのです。これで幸せな子育てができるでしょうか？　私には疑問です。

骨盤ケアでゆがみをとって、幸せな妊娠・出産を！

私は不妊治療の技術そのものに対してどうこういうつもりはありません。そういう方法で救われるケースももちろんあるでしょうから、技術は貴重です。でも先端技術に頼る前に、もっとやるべきことがあると伝えたいのです。それが骨盤ケアです。

この章の冒頭で紹介したBさんのように、骨盤ケアで子供を授かった女性はたくさんいます。ゆがんで冷たく固まった子宮の人が骨盤ケアをすると、お腹がふわっと柔らかく、温かくなるのです。血流が良くなって、子宮が息を吹き返す瞬間です。同時に、顔色も一気に良くなるのですよ。

妊婦さんの場合なら、固く尖っていたお腹の形が丸くなって、赤ちゃんが元気に動き出すことも多いのです。たいていの場合、逆子も簡単に直ります。

もちろん、便秘や腰痛、肩凝りなどの不調にも効果があります。腰周りを動かす体操で、長年の頭痛から解放された人もいるのです。そのうえ、下腹が引っ込んでバストアップ、ヒップアップなど、スタイルも良くなる。産後のゆるんだお腹と腰周りも、キュッと引き締めてくれます。

実際の骨盤ケアは、簡単な体操と、骨盤を締めるベルトを組み合わせたプログラム。ベルトは私が考案した「トコちゃんベルト」を使ってもいいし、手元に浴衣の帯や長めのストールがあれば、それを使っても構いません。自宅でも1人で簡単にできるし、時間もかからない。それで子宮が元気になり、不調も消えるのだから、こんないいことはありませんよ。

最近は、病院の産婦人科や助産院で、妊婦さんに骨盤ケアを指導するケースが増えています。私のセミナーで技術を学んだ助産師が、全国で活躍しているのです。そういうところでは切迫早産や逆子などのトラブルが減り、帝王切開の割合も下がっています。お母さんの骨盤が元気になれば、妊娠・出産は安全になるのです。

骨盤を整えて気持ちのいい体になり、気持ちよく妊娠して、気持ちよく子供を育てる。妊娠・出産は、女性にしか味わえないすばらしい体験です。そのすばらしさを存分に楽しむためにも、ぜひ骨盤ケアを！

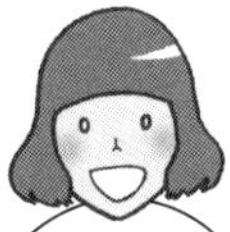

第2章

現代女性の骨盤は「類人猿型?!」

お尻の筋肉が、骨盤を支えている

この章では、骨盤が実際にどんなふうにゆがんでいるのか、セルフチェックを交えながら解説していきましょう。みなさんもぜひ、一緒に確認しながら、読み進んでください。

それでは早速、ひとつ目のチェックです。

「蹲踞《そんきょ》」というポーズ、ご存じですか？　お相撲さんが土俵に上がったとき、最初に両者が向かい合って、しゃがむような姿勢で両手をパンと打ち鳴らす、あのときのポーズです。これをやってみてください（イラスト6）。

いかがですか。簡単そうに見えても、やってみるとバランスがとれずにぐらぐらして、意外と難しいと感じたのではありませんか？「こんなの簡単！」と思った人は、その姿勢のまま、お相撲さんのように両手を大きく広げ、そこからパチンと勢いよく胸の前で両手を打ち合わせてみましょう。それでもぐらつかなければ、立派なものです。でもおそらくほとんどの人は、手を広げる前にぐらぐらしてしまったと思います。

蹲踞のポーズは、お尻の筋肉がしっかりしていないと安定しません。特に大事なのが股関節の「外旋筋《がいせんきん》」といって、太ももを外側にねじるときに働く筋肉群。ヒップアップ筋として美容系のエクササイズでもよく出てくる大殿筋《だいでんきん》が、その代表です。大殿筋などの筋肉がきちんと働いている人は、蹲踞のポーズがぴたりと決まります。

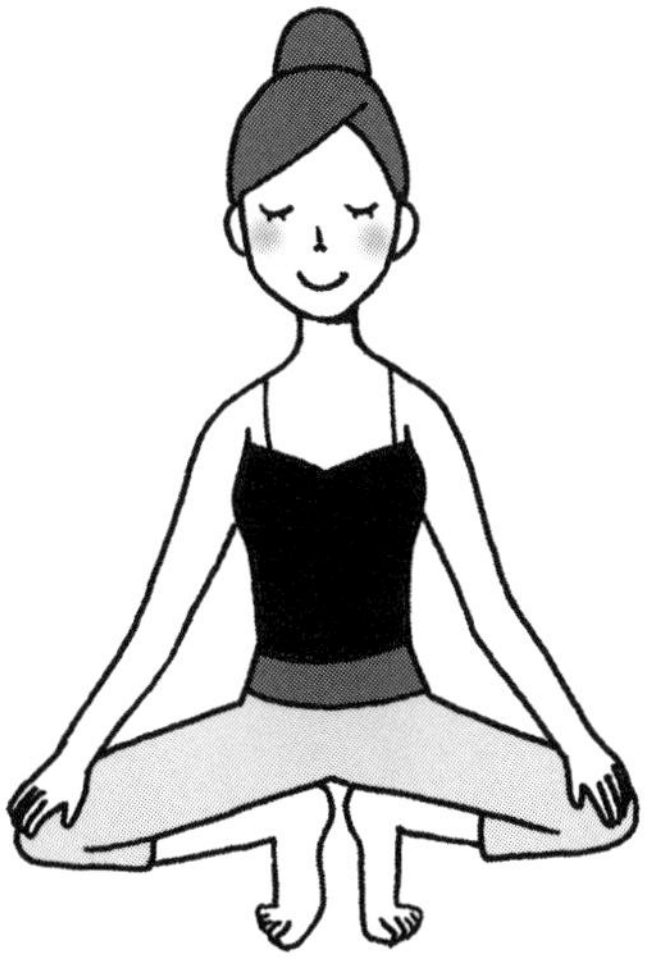

イラスト6　蹲踞（そんきょ）のポーズ
まず、つま先を90度ぐらい開いて立つ。そこから、ひざを大きく開きながらしゃがみ、つま先立ちになってかかとの上にお尻をのせる。上半身を真っすぐ保つ。

試しに、立った姿勢でお尻に手を当てて、脚を外にねじってみましょう。ひざを外側にぐいっと開くようにねじると、お尻がキュッと固くなりましたね？　このとき固くなった筋肉が、外旋筋です。

実はこの筋肉が、骨盤のゆがみと深く関係しているのです。

幼児のような骨盤の女性が増えている

次のイラスト7は、骨盤を上から見下ろした図です。

骨盤には3つのつなぎ目があることは、もうお話ししましたね。上から見ると、背骨の真下にあるのが仙骨、そこからまわりをぐるりと囲んでいるのが寛骨です。

この3つの骨に囲まれた中央の丸い空間に注目してください。この丸い輪を骨盤輪といいます。この骨盤輪というトンネルをくぐって、赤ちゃんは子宮から膣を通り、外界へと生まれてきます。つまり、骨盤という洗面器は、底抜けの洗面器なのです。

子供の骨盤を上から見下ろすと、骨盤輪は縦長の楕円形に見えます。これが成長に伴って横長に広がっていき、大人の女性の骨盤では、横長の楕円形になります。骨盤全体の形も、横長に変化していますね。これが本来の、体の成長パターンです。

横長に変化するのは、お尻の外旋筋が発達するからです。体の成長に伴って、特に思春期以降、外旋筋が強くなっていきます。この筋肉は左右の寛骨を観音開きのように両側へ広げながら後ろへ引っ張るので、成長とともに寛骨が横に広がって、横長の骨盤になるのです。

ところが最近の女性の体をみると、こんなふうに横長に成熟した骨盤の持

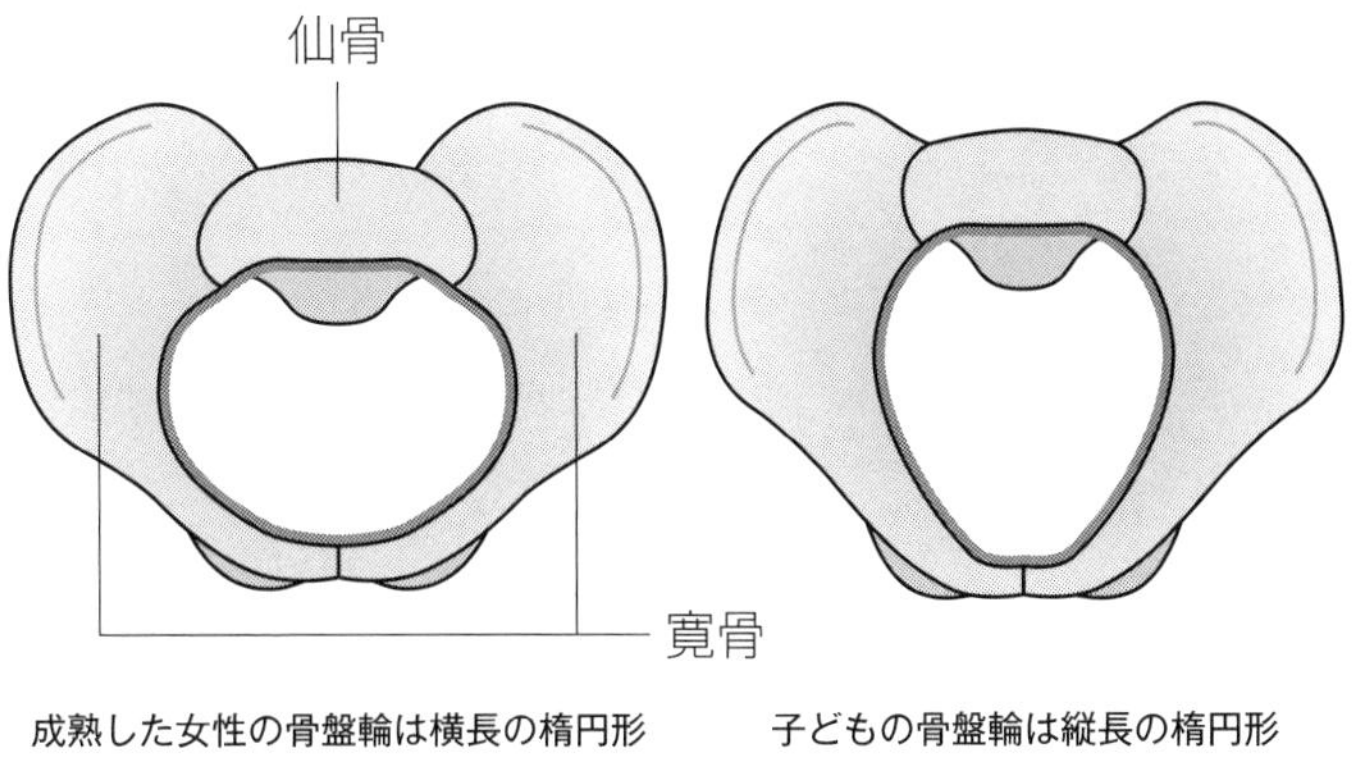

成熟した女性の骨盤輪は横長の楕円形
子どもの骨盤輪は縦長の楕円形

イラスト7　骨盤を上から見下ろすと

ち主はほとんど見当たりません。圧倒的多数の人が、子供の骨盤に近い骨盤のまま成人になっています。この形は、ゴリラやチンパンジーなどの類人猿の骨盤に似ているので、産科学ではこれを「類人猿型骨盤」というのですが、とにかく未成熟な骨盤の女性が多いのです。

実際の数値を示しましょう。助産師を養成する学校では、骨盤外計測といって、骨盤のサイズを実際に測る実習を行います。私が学生だったのはもうかなり昔のことですが、専用の器具を使って、同級生たちと互いの骨盤を測定し合いました。当時、日本人の骨盤の横幅（左右の上前腸骨棘間の距離）は平均23㎝、縦の長さ（恥骨上縁と第五腰椎棘突起の下のくぼみの距離）は平均19㎝といわれていて、この数字が解剖学の教科書にも載っていました。同級生たちの骨盤も、だいたいこのぐらいの数値でした。

ところが今、セミナーに参加する女性たちの骨盤を測ると、全く違う数値が出てきます。横幅はたいてい22㎝前後で、中には20㎝を切る人までいます。お産が順調に進まなかった人の骨盤のレントゲン写真を見ても、はっきりと縦長楕円形の骨盤輪が写っていることが多い。教科書に載っている標準値からかけ離れた、未成熟な形の骨盤の女性が増えているのが分かります。

「しゃがむ動作」がお尻の筋肉を育てる

どうしてこんなことになってしまったのか。理由は容易に想像できます。外旋筋が未発達なのです。

私は、セミナーに参加した人たちにも「蹲踞」をやってもらうのですが、背筋を伸ばしてぴたりと止まっていられる人はほとんどいません。それくらいみなさん、外旋筋が弱い。

外旋筋は、蹲踞のようにしゃがむ動作を繰り返すことで、強くなります。私が子供のころは、しゃがむ動作が日常生活の中にあふれていました。たらいやバケツで洗い物をしたり、大根や芋をたわしでこすったり、薪を割って風呂炊きをしたり…。もっと日常的なのは和式トイレです。女性はトイレのたびにかがみ込んでいたのですから、子供のころから1日に何回もこんな姿勢をとっていました。そんな生活の中で外旋筋が自然と発達し、骨盤も横長に成熟していったのでしょう。

でも現代の生活では、こんなふうにしゃがむ機会がほとんどありません。トイレは洋式が当たり前。薪割りや風呂炊きなんて時代劇の中でしか見られません。それでも20年ぐらい前までは、ヤンキー風の若者たちがよく道端にしゃがみ込んでいましたけれど、今ではあんな姿も見かけなくなった。思えばあの子たちは、今の若者よりずっとしっかりした外旋筋を持っていたのでしょうね。

外旋筋は、仙骨と寛骨をしっかりつなぐ働きをしています。月経時などの靭帯がゆるむときでも、骨盤全体の形を維持するのです。つまり、内臓が骨盤の中で垂れ下がるのを防ぐ筋肉ともいえます。

逆にいうと、未成熟な類人猿型骨盤では、内臓が下垂して子宮の柔軟さが消えかかっている可能性が高いのです。蹲踞がぐらついた人は、子宮も危険信号ですよ！

最近は、蹲踞をやらなくてもわかるほど外旋筋が衰えている人もたくさんいます。街で若い女性の立ち姿を見ていると、驚くほど内股の人が多いのです。

人間の骨格は、自然に立ったときにつま先が軽く開くようにできています。つま先を開く筋肉（外旋筋）と閉じる筋肉（内旋筋）がバランスよく釣り合うのが、このポジション。筋肉に余分な負担をかけずに立っていられて、見た目もきれいです。

でも外旋筋が弱ければ、内股に偏ってしまいます。近ごろ目に付くのは、つま先が内向きのハの字どころじゃない。つま先がクロスして「ン」の字になっていたり、もっとひどいのは、足がほとんど横に平行、「ニ」の字になるほど内側にねじれている。あんな格好でよく立っていられるものだと、ある意味感心してしまうほど。でも、そんなふうに極端な内股で両足をクロスさせたような姿が、若い女の子向けファッション誌のグラビアなどに載っているのを見ると、私は本当にため息が止まりません。あんなポーズが「かわいい格好」として世の中に広まるほど、外旋筋の弱い類人猿型骨盤の女性が増えてしまうのです。

かわいい服を着たいのは、まあいいでしょう。でも、ニッコリほほ笑むかわいい元気な赤ちゃんを産みたいと思うなら、骨盤だけはしっかりさせておいて。

外旋筋を目覚めさせる「ツイストダンス」

少し厳しいことをいいました。怒られるばかりではみなさんもやる気が出ないでしょうから、ここでちょっと、外旋筋を刺激する練習をしてみましょう。

「外旋筋が衰えている」と書きましたが、詳しくいうとここには、２つの要素が関わっています。

①筋肉が弱っている
②筋肉がうまく働かない

①はわかりますね。筋肉は、鍛えると強くなり、なまけると弱くなる性質があります。外旋筋を使う機会が日ごろほとんどなければ、その人の外旋筋は間違いなく弱っています。弱った筋肉を鍛えるには筋トレが必要です。そしてトレーニング効果が表

れるには、ある程度の時間がかかります。

ただ、弱っているとはいっても、筋肉そのものが消えてしまったわけではありません。みなさんのお尻にも、ちゃんと外旋筋がついています。そして、寝たきりにでもなっていない限り、実は蹲踞の姿勢を真っすぐ支えるぐらいの最低限の筋力は、たいていの人が持っているのです。

なのになぜ蹲踞ができないか。その理由が②。筋肉はきちんとあるのに、うまく働いていないのです。

筋肉は、脳からの指令で力を出します。指令を伝えるのは神経の仕事。だから、日ごろ使われていない筋肉では、指令を伝える神経もあまり働いていないことになります。

脳や神経という指令経路は、働く機会が少ないと鈍り、うまく稼働しなくなっていきます。指令がスムーズに伝わらないのです。これはスポーツやダンス、楽器の演奏などを一生懸命やったことがある人なら、実感としてわかるでしょう。何日か練習をサボると、体や指の動きがなまるというか、鈍ってしまいますね。

働く機会が少ない外旋筋は、筋力の衰えだけではなく、神経の働きも鈍くなっているのです。すると、そこそこ筋力がある人でもぐらついてしまいます。

鈍った神経のスイッチを入れるのは、筋力アップより簡単。とにかく繰り返し、その筋肉を動かせばいいのです。その筋肉が動くような動作を「練習」して、強制的に神経を稼働させる。ちょっと練習すれば、神経はかなりスムーズに働き始めますから、効果もすぐに実感できます。これなら筋トレよりも楽でしょう?

そこで、外旋筋を動かす練習として「ツイストダンス」をやってみましょう。私が若いころに大流行した踊りです。軽快なリズムに合わせて上半身と下半身を反対方向にひねる(=ツイスト)この動作は、解剖学的にいうと、股関節の外旋筋と内旋筋をフルに活用する動きなのです。単純な動きなのでだれでもすぐにできると思います(イラスト8)。

この動きを1~2分やってから、もう一度蹲踞のポーズをとってみましょう。どうですか? 最初よりもぐらつかず、ピタッと決まった感じがしませんか。ツイスト動作の練習で、外旋筋が働くようになったのです。

このツイストダンスも、セミナーの定番メニューです。蹲踞がぐらぐらしていた人たちに、とにかくツイストをやってもらうのです。若い人はみな、こんなダンスをや

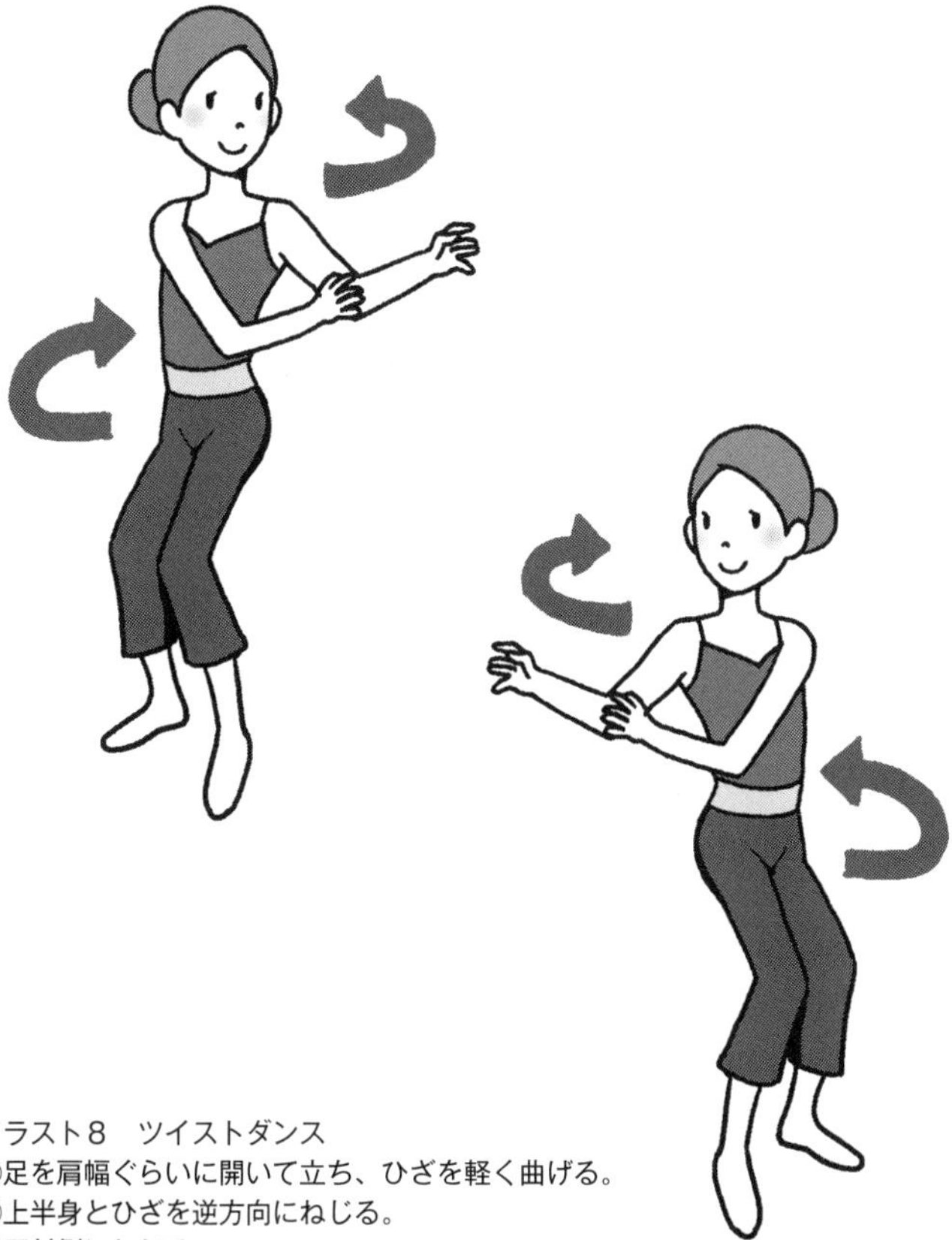

イラスト８　ツイストダンス
①足を肩幅ぐらいに開いて立ち、ひざを軽く曲げる。
②上半身とひざを逆方向にねじる。
③反対側にねじる。
②と③を何度か繰り返す。慣れてきたらリズムにのって繰り返す。
※両足を同時にねじるのが難しければ、片足ずつねじっても良い。

ったことがないから見様見まねですが、それでも一生懸命にやっています。それからもう一度蹲踞を試すと、さっきよりもずっと安定するので、みんな自分の変化にびっくりするのですよ。そして「よし、骨盤ケアを頑張ろう」という気になってくる。そういうふうに、体の変化を自分で実感することがとても大事です。

眠っていた筋肉が目を覚ませば、普段の動作、例えば階段や坂道を上る動きなどの中でも、お尻の筋肉がよく働くようになります。そうすれば筋力も徐々に鍛えられる。と同時に、いろいろな動作が楽になります。今まで使われていなかった筋肉が加勢するのですから、当然ですね。歩いていても身が軽いし、階段も、電車で立つこともそんなに苦ではなくなる。そうなれば自然と普段から体を動かすようになりますから、筋力がさらにアップするわけです。

また、ツイストダンスは、嬉しいことにシェイプアップにも役立ちます。なので、幼児型の骨盤が少しでも成人女性型の骨盤に近づくよう、くびれたウエストとプリッとしてお尻でいられるよう、蹲踞とツイストダンスをこれから一生、毎日の習慣にしてほしいと思います。

外旋筋がしっかりしていた昔の若者は、激しいツイストダンスを、何時間も嬉々として踊っていたものです。筋肉や骨格がきちんと整っていれば、体を動かすことが楽しいのですよ。

仙骨が飛び出ていませんか?

では、ふたつ目のチェック「片足抱えの起き上がり」です。

みなさんは、ベッドで横になった状態から起き上がるとき、どんなふうにやっていますか? このチェック法は、ベッドから起きるときのつもりでやってみてください(53ページのイラスト9)。

うまく起き上がれましたか? これで起き上がれない人や、頑張ってやっと起き上がれたという人の体は、かなり重症。レッドカードです。相当気合を入れて骨盤ケアをやらなくてはいけません。

「できた!」と思った人も、安心するのはちょっと待って。今度は足を替えてもう一度やってみましょう。どうですか。反対の足で試すと、起き上がれるにしても、さっきと比べてちょっとやりにくいとか、違和感があると感じた人がかなりいるはず。そういう人は、骨盤が左右アンバランスにゆがんでいます。これはイエローカードです。

「片足抱えの起き上がり」がうまくいかないのには、２つの理由があります。

①仙骨が飛び出ている
②背骨がきれいに丸くならない

まず①です。骨盤の３つの骨をつないでいる筋肉や靭帯が弱ると、骨盤がゆるんでしまうわけですが、このとき、全体が均一に広がることはまれで、仙骨が後ろへ飛び出るようにゆがむことが多いのです。「仙骨が飛び出る」のは、類人猿型骨盤と並んで、骨盤のゆがみ方の典型的なパターンといえます。

仙骨は、お尻の真ん中にある逆三角形の骨。その両側に大殿筋がついています。健康なお尻では仙骨が内部に収まっているので、お尻の中央が谷になり、その両側の大殿筋が丸くきれいに盛り上がっています。これが「桃尻」とか、ハート形のお尻など

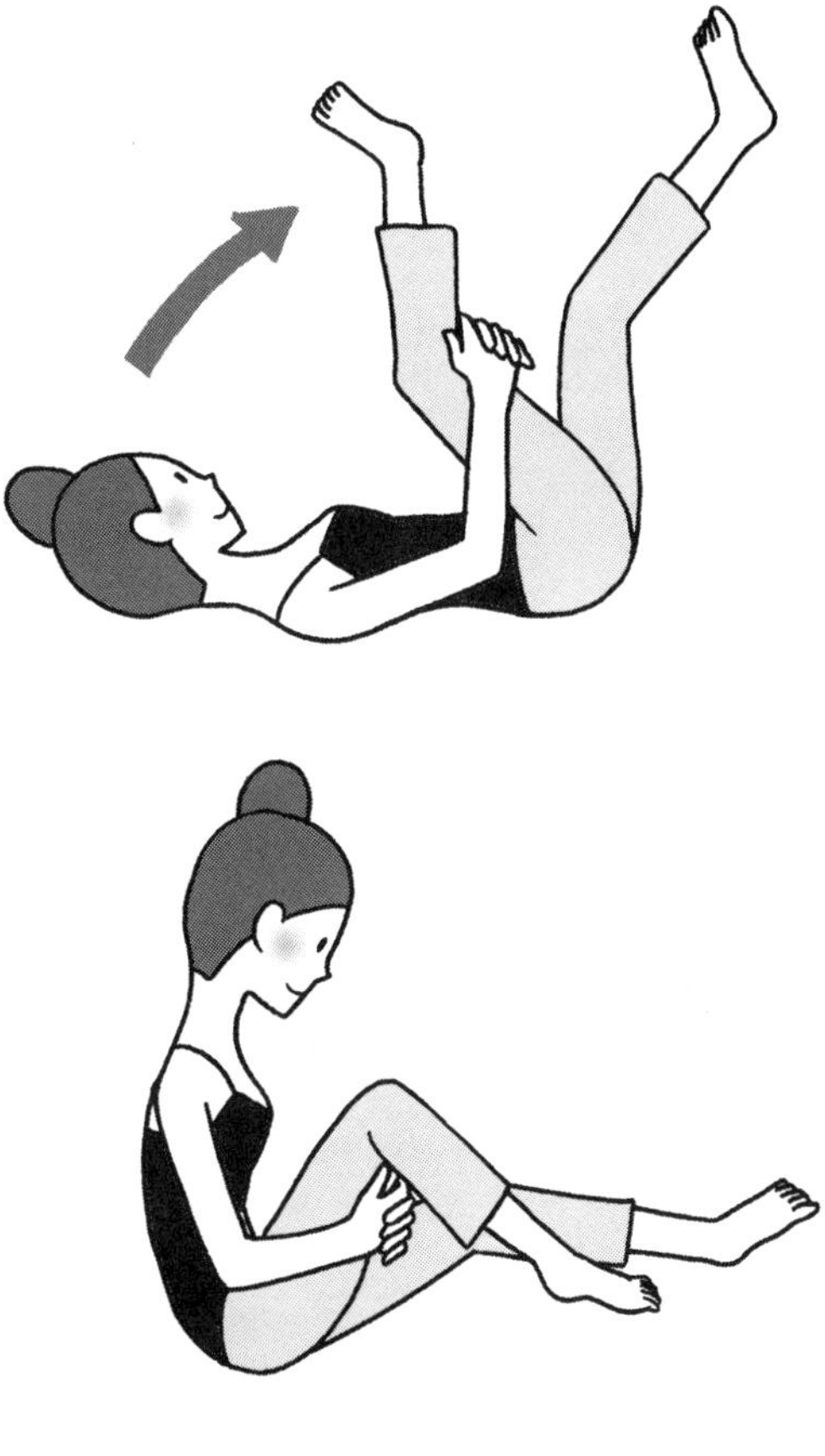

イラスト９　片足抱えの起き上がり
①あおむけになった状態から片足を持ち上げ、太ももを両手で抱える。
②持ち上げた足で軽くはずみをつけ、コロンと転がるようにして上半身を起こす。
お尻や背中が痛いときは、ふとんの上などで。

といわれる理想的なヒップの形です。

ところが最近は、中央の仙骨がぼこっと飛び出ているお尻がとても多いのです。そのうえ両側の大殿筋が弱ってやせていますから、ひどい場合には谷どころか、お尻の真ん中が山脈状に盛り上がった、なんとも不思議な形のお尻になってしまいます。

固い床の上にあおむけに寝たとき、お尻の真ん中が当たって痛いという人はいませんか？　そういう人は仙骨が飛び出ています。はき古したジーンズを見ると、お尻の真ん中がすれて色落ちしているはずです。こういう人が「片足抱えの起き上がり」をやろうとすると、飛び出た仙骨が当たって邪魔になり、スムーズに起き上がれないのです。

また、片側がやりにくいというイエローカードの人は、仙骨がねじれたり傾いたりしている証拠。ねじれているために、仙骨の片側だけが飛び出ているのです。飛び出ていない側は床に当たらないので、そちらの足を抱えたときはスムーズに起きられます。でも反対の足を抱えると、飛び出ているところが床に当たるので、起き上がりにくいのです。

仙骨のねじれ改善は、けっこう簡単

まず比較的軽症のイエローカードのみなさんに、仙骨のねじれを解消するメニューを紹介しておきましょう。

片足ずつ「抱えて起き上がり」をやってみて、片側は楽にできたわけですね。では、楽にできる側の足を抱えて、5回ほど繰り返し起き上がってください。終わったら、反対のやりにくかった足を抱えて、5回ほど繰り返しましょう。どうですか。さっきよりずっとスムーズに起きられるようになっているでしょう? 強くねじれていても、たったこれだけで、ずいぶんましになるんですよ。

こんな簡単に体が変化するなんて、きつねにつままれたような気分でしょうか。でも、きちんと理由があるのですよ。

仙骨がねじれている人は、仙骨の周りの筋肉や靭帯が、左右非対称に凝り固まっています。左右からアンバランスに引っ張られるから、ねじれたり曲がったりするのです。特に、仙骨と寛骨下部の出っ張り（坐骨結節）をつなぐ左右1対の靭帯（仙結節靭帯）がアンバランスに凝っていることが多い。片側が縮んで固まり、反対側は伸びて固まっているわけです。

アンバランスに凝った場所を整えるには、どうすればいいか。これは仙骨に限らず体全体にいえることですが、力ずくで真っすぐに矯正しようとしても、体は反発して緊張し、いっそう固まってしまいます。むしろ、いったんアンバランスさをより強調する姿勢になると、緊張がとれて凝りがほぐれやすいのです。

楽に起きられる側の足を抱えると、ねじれた仙骨がもう少しよけいにねじれるように力が加わります。こうすることで、仙骨周りの緊張が和らぐのです。「楽に起きられる」というのは、その姿勢で体がリラックスするということなのです。こうして仙骨周りをリラックスさせておいて何度か起き上がると、固まっていた筋肉や靭帯が徐々に動いて凝りがほぐれ、ゆがみがとれていくのです。

終わったら、やりにくかった側も5回やっておきましょう。こちらで起きると、今度は仙骨の飛び出ていたところが床に当たります。先ほどほぐれた仙骨に、上から体重をかけて平らに均すわけです。するとバランスが改善。毎日続けることでどんどん体は整っていきます。

この起き方が楽にできるようになったら、胸板が薄っぺらな女性は下の起き方にトライしましょう。右足を抱えるのが楽な人の場合なら、足を抱えるのは右手だけにして、左手の小指と薬指の指先を左の肋骨の下に押しあてながら起き上がってください。左手が楽な人の場合は逆。右手の2本の指先を、右肋骨の下に当てるのです(イラスト10)。

最初、あおむけのときはお腹に力が入っていませんから、指先が肋骨の裏までクイッと入りますね。起き上がる最中は力が入るので、指を当てた部分

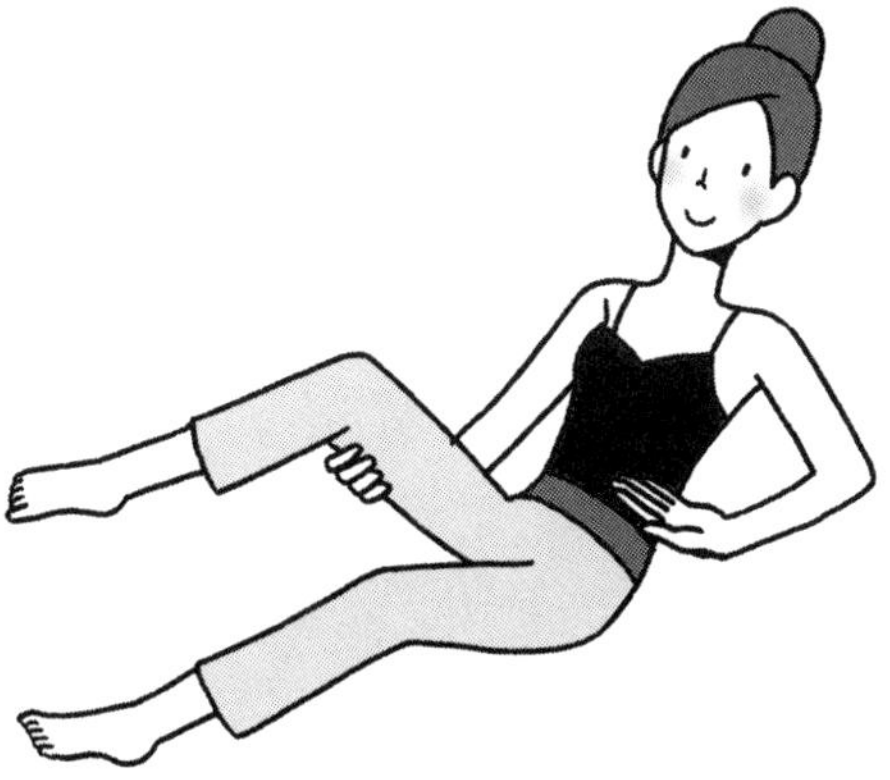

イラスト10　肋骨の下に手を押し当てながら起き上がる

が固くなって外にはじき出される感じになります。そして起き上がったらまた柔らかくなって、指先がクイッと入る。これを5回繰り返すのです。そのあと、もう一度やりにくかった側で起きてみましょう。うんと起きやすくなったのが分かるでしょう？これは、腹筋をほぐしているのです。腹筋（腹直筋）の上端は肋骨につながっています。そこを指で押さえながら体を起こすと、腹筋が刺激されて凝りがほぐれるのです。

骨盤がゆがんでいる人は、腹筋など上半身の筋肉も凝っています。すると、固まった腹筋がつっかえ棒のように妨害して、体を起こすときに上半身がきれいに丸くなりません。腹筋がほぐれると、とてもスムーズに起きられるようになります。このやり方はとても効果が高いので、レッドカードのみなさんにもお薦めですよ。

上半身の凝りは、②の「背骨がきれいに丸くならない」とも関係があるので、あとでもう一度お話ししましょう。

早産になりやすい「尖り腹」体型

さて、飛び出た仙骨のお話に戻ります。仙骨の下部が飛び出てしまうと、仙骨は前に倒れますので、内側にある子宮が連動して前に倒れます。

子宮は、周囲を囲む骨盤と前後左右に走る靭帯でつながって、骨盤のちょうど真ん中につり下げられている格好です(イラスト11)。このうち仙骨と子宮をつないでいるのを「仙骨子宮靭帯」といいます。

靭帯でつながっているのですから、

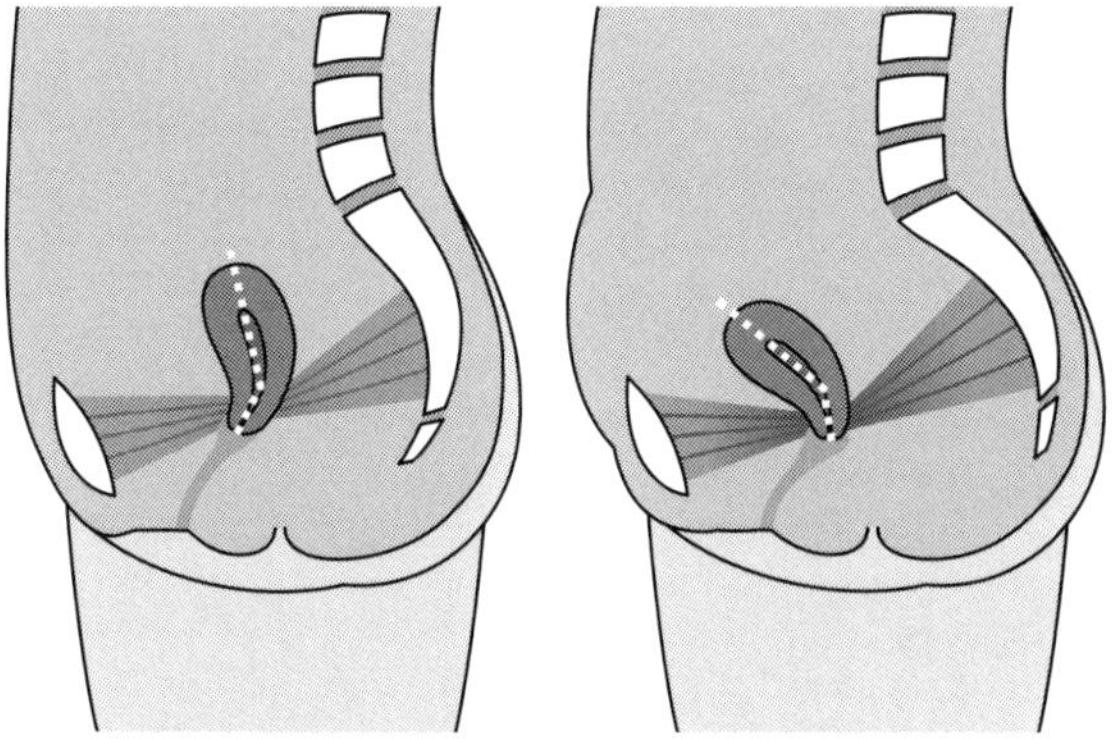

イラスト 11 子宮は骨盤の真ん中に吊り下げられている
仙骨が外に飛び出ると、子宮下側が後ろに引っぱられて子宮全体が前に倒れる

仙骨が外に飛び出ると、子宮がつられて後ろに引っ張られます。仙骨子宮靭帯は子宮の下の方とつながっているので、子宮と膣の境目に近いあたりが引っ張られることになります。これが問題なのです。

子宮は本来、「後傾前屈子宮」といって、子宮の下半分がまず後ろに傾き、それが途中から軽く曲がって上半分は前に傾く形をしています（イラスト11の①）。これが妊娠していないときの基本形。こういう子宮の人が妊娠すると、エコー検査で胎のうは丸くふっくらと写り、赤ちゃんはまるで妖精のように泳いでいます。また、子宮の下半分の傾きと、その先の膣の傾きがほぼ一直性になりますから、出産のとき、赤ちゃんが真っすぐに出てきやすいのです。

ところが仙骨が飛び出ると、子宮の下側が後ろに引っ張られます。すると子宮全体が前に傾いてしまうのです（イラスト11の②）。これが「前傾前屈子宮」です。この状態で妊娠すると、エコー検査で胎嚢は細ナス型に写り、赤ちゃんは自由に動けません。しかも子宮と膣が一直線に並ばずに、子宮出口で折れ曲がってしまう。ここで曲がるのが問題なのです。この曲がりのために出産がとても大変になるのです（詳しくは3章）。

こういう子宮の妊婦さんは、体型ですぐにわかります。「尖り腹」といって、下腹だけがポコンと飛び出ていますからね(イラスト12)。後傾前屈子宮の妊婦さんと比べると、違いは明らかでしょう。助産師向けの講座でこの2枚のイラストを見せて、「切迫早産(早産の危険性が高いと考えられる状態)や妊娠高血圧症候群で入院している人は、どっち?」と聞くと、みなさん100%、尖り腹のイラストを選びます。助産師はたくさんの妊婦さんを見ているから、どちらが危ないか経験的に知っているのです。

40年ぐらい前は、後傾前屈子宮の妊

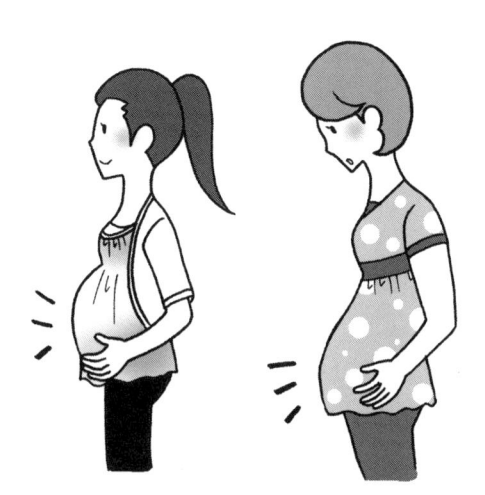

イラスト12　丸いお腹(左)と尖り腹(右)の妊婦さん

婦さんが圧倒的多数だったのに、今や前傾前屈で尖り腹の妊婦さんの方が、圧倒的多数になりました。妊婦さん向けの雑誌やフリーペーパーなどに、よく読者モデルさんたちが出てきますね。私もたまに眺めていますが、ほとんどが尖り腹で、スイカのような丸いお腹はほとんど見かけない。それほどまでに多くの女性が、ゆがんだ子宮のままリスクの高い妊娠をして、体の硬い育てにくい赤ちゃんを生んでいるのです。

後傾前屈の子宮は健康で安産。なのに…

私が若いころには、医学的に正常な子宮は後傾前屈と考えられていました。学生のときの講義でも、当時の京都大学産婦人科の講師の先生が「正常なのは後傾前屈!」と大声で論じていたのを今でもはっきりと覚えています。こちらの方が健康で安産なのだから、それを医学的に「正常」とするのが正しいはずなのです。

しかし驚いたことに、最近はどの医学書にも「子宮の形は前傾前屈が正常」と書かれているのです。医師や助産師たちも、飛び出た仙骨や尖り腹を全く気にしていません。大半の妊婦がこうだから、これが正常だと認めてしまっている。

でも、こちらが多くなったという理由だけで、リスクが高い状態を〝正常〟と呼ぶなんて、おかしいでしょ? 医学的な正常が多数決で決まるなら、中年男性の過半数が肥満になった暁にはメタボ腹を正常体型と呼ぶんでしょうか? そんなアホな。多数だろうが少数だろうが、肥満は生活習慣病につながる大きなリスクファクターであり、病的な状態です。でも前傾前屈子宮はいつの間にか「正常」扱いされるようになってしまった。本当におかしな話です。

欧米では、日本より早くから、前傾前屈子宮の人が増えていたようです。というのも、欧米の本を翻訳して引用したと思える産科学の文献には、かなり以前から「子宮は前傾前屈が正常である」と書かれていました。おそらく靭帯がまだ柔らかい子供のころからイス中心の生活をしていると、イスの座面に仙骨が当たって、仙骨が飛び出しやすいのではと思います。私が子供の頃は、ちゃぶ台を囲んで正座でご飯を食べるのが、普通の光景でした。イスがある家はほとんどなく、子供は授業中以外に椅子に座ることはありませんでした。家では親に言いつけられた仕事を黙々とこなし、親の目を盗んで外に遊びに行くのが、ささやかな楽しみ。そんな生活を続けた結果、仙骨が飛び出ることなく、後傾前屈の子宮を保っていたのだろうと私は考えています。

もっとも、在日アメリカ人女性が多い地域で助産師をしている知人に聞いてみると、妊娠した彼女たちの仙骨は、それほど飛び出ていないという。日本人の方がよほどひどい状態だそうです。

これはどうしてなのか？　一つ思い当たるのが、ベッドからの起き上がり方。実は、先ほどチェック法として紹介した「片足抱えの起き上がり」というやり方は、アメリカ人の妊婦さんたちが行っている方法なのです。ああやってコロンと起き上がると、途中で仙骨が床に当たり、その上に体重が乗ります。妊婦の靭帯は非常に柔らかいですから、体重が一瞬かかるだけでも、毎日やっていれば、仙骨が内側に収まっていくのですよ。

一方、日本の助産師は伝統的に、妊娠した女性に全く違う起き上がり方を指導してきました。ベッドの上でいったん横向きになり、そこから手をついて、横座りのように起きる方法です。お腹が重くなっても楽に起きられるという理由でこの方法が推奨されているのですが、骨盤にとっては実に迷惑なやり方といわざるを得ません。靭帯がゆるんだ状態で横座りになるのですから、骨盤はどんどんゆがみ、仙骨は飛び出る一方です。

それでも、筋肉がしっかりしていた何十年も前の妊婦なら、この起き方でもさほど問題なかったかもしれない。でも、今の若い女性がこの起き方をしていると、ほぼ確実に仙骨が飛び出ていきます。お薦めは、アメリカ人女性たちがやっているという「片足抱えの起き上がり」。骨盤ケアの体操として取り組むのはもちろん、毎朝ベッドから起きるときにも、ぜひこの方法を使ってください。

背骨がゆがむと内臓が垂れ下がる

さて、尖り腹になってしまうのには、もうひとつの理由があります。それが②の「背骨がきれいに丸くならない」。あおむけ姿勢から起き上がるときは、背中が丸まらないと、スムーズに起き上がれません。だから「片足抱えの起き上がり」がうまくできなかったのです。レッドカードの人の大半は、背中がうまく丸まらないのです。

どういうことかといいますと、骨盤がゆがんでいる人はほぼ間違いなく、背骨も問題を抱えているのです。健康な背骨に見られるS字状のカーブが弱くて、背中が不自然に真っすぐなのです。真っすぐな背骨はバネとしての働きが弱いため、重い頭を衝撃から守れません。その結果、背骨にはどんどん「ゆがみ」ができていくのです。

もっとも、「ゆがみ」といっても骨が変形しているわけではありませんよ。ゆがみは骨と骨をつないでいる筋肉や靭帯が硬直した結果、一個一個の骨が蛇行するように固くなっているのです。若い人では骨そのものが変形していることはまずありません。

背骨は32個～35個の骨が積み木のように重み重なって、首からお尻までを貫いています。これらがバラバラにならないようにつないでいるのが靭帯。姿勢を保ち、体を動かす働きをしているのが筋肉です。それらが十分に強くて柔軟であれば、直立したときの背骨は、全体としてS字を描くようにカーブします。でもこれらが硬直してしまうと、カーブが失われ、不自然に伸びてしまい、背筋を伸ばして立とうとすると、否が応でも仙骨は飛び出てしまうのです。そしてそういう背骨では、体を丸めようにも丸まりません。だから「片足抱えの起き上がり」がうまくいかない。

このとき硬直しているのは背骨の周りだけではありません。肋骨の周りや腹筋など、上半身全体がガチガチ。こうなると、肋骨の動きが悪くなって前下がりになってしまい、胸板が薄っぺらの状態で固まってしまうのです。

すると、肋骨の内側が狭いので、スペースを失った胃や肝臓が下に押し下げられます。すると、その下にある腸も押し下げられ、子宮の上に重くのしかかることに。運動や労働で鍛えられていない骨盤は、下垂してきた内臓で内側から押し広げられ、いっそうゆるんでしまうのです（30ページのイラスト5）。

背骨のゆがみはとても大事な問題なので、4章でも改めて詳しく解説します。

若い世代ほど骨盤がゆがんでいる

ここまで紹介したゆがみのパターンをまとめるとこうなります。

① 大殿筋の発達が悪く骨盤は幼児型（類人猿型骨盤）
② 上半身が薄っぺらに硬直

③　仙骨が飛び出て子宮が前倒れ

④　下垂してきた内臓の圧で骨盤が拡大

この4種類のゆがみによって、子宮も子宮を取り巻く環境も、大変な事態になっているのです。

どうしてこんな体の女性が増えたのでしょう。私は整体サロンで、いろいろな世代の女性の体をみていますが、団塊の世代より上の人たちの体は、一言で言うと「ガタイ」がいい。背中のカーブはきれいで、胸板はぶ厚く、上半身の大きさの割には、お尻は小さく、O脚や内股の人は少ないのです。ゆがんだ人の割合が増えてくるのは、今の40代あたりから。この人たちは、若いころに〝新人類〟と呼ばれた世代です。そこから30代、20代、10代と下がるにつれて、背骨も骨盤もどんどん悲惨な状態になっています。

大きな原因は、やはり生活習慣でしょう。ここまですでに「しゃがむ姿勢が消えた」、「イス中心の生活になった」の2点を指摘しました。イスに座る場合でも、背筋をシャンと伸ばして座っていればいいのですが、背もたれにだらしなくもたれて座っていると、仙骨が座面に当たって彎曲がひどくなります。

さらには、壁にもたれて尾骨に体重を乗せる座り方で、ゲーム機で遊ぶなんてのは最悪。これを毎日長時間も、何年もすると、激しく彎曲した仙骨が完成してしまうのです。子供のころにそんな座り方を長時間していたかどうかは、仙骨に触れてみれば1秒でわかります。

実は、仙骨という骨は小学生までの子供にはありません。あるのは5個の仙椎と4個の椎間板です。椎間板の上をカルシウムが覆い、仙椎が融合して仙骨が完成するのが13歳頃と言われていますので、それまでの座り方が問題なのです。

団塊の世代の女性が子供の頃は、ゴム飛びやケンパをしながら外で飛び跳ねていました。足から衝撃が骨盤に伝わるたびに、骨盤がグラついては困ります。そのため、骨盤を衝撃から守ろうと、靭帯はしっかり太く強くなります。

でも、そういうワイルドな遊びは年々減って、今の子供はひたすらゲーム機。屋外の公園でもゲーム機で遊ぶのだからおかしなものです。

かといって、子供のころからスポーツをやっていればいいかというと、そうとも言えないんですよねぇ。スポーツに打ち込んでいた人の骨盤も、かなりゆがんでいることが多いのです。特にひどいのは、体の使い方の左右差の大きい剣道、バドミントン、ハンドボールなどですね。こういう競技を子供のころから、何年間もただ一筋にやってきた人の骨盤は、みごとに特徴的なゆがみ方をしています。

セミナーや施術に初めてやってきた女性の骨盤に、私がものの3秒触れるなり「あなたは剣道三段？　それともバドミントンでインターハイに出たくらい頑張ったの？」などと問いかけると「剣道三段です。どうしてわかったんですか?!」と、いつも驚かれるんです。それぐらい、この二つはよく似たゆがみ方をしていて、頑張った程度まで分かるんですよ。

スポーツは、種目によって体の動きがパターン化されます。剣道もバドミントンも「左足を軸にして右足を踏み出す」という動作です。陸上の跳躍だといつも決まった足で踏み切り、サッカーはヘディング。まだ骨格ができ上がっていない子供のころから、そんな偏った動きを繰り返せば、ゆがむのは当然です。

また、水泳が大好きで、それ以外のスポーツはしたことがない人も大変です。靭帯が弱くて、妊娠・出産でのゆるみ方が激しく、なかなか回復しません。水に入っている時間の倍の時間、床や地面の上で飛び跳ねるような動きをしてほしいものです。

一方、屋外を走り回って遊んでいれば、全身の筋肉を万遍なく使います。左右差はあまり生じないし、動きのパターンもさまざま。子供の時は、そんなふうに過ごすのが一番いいのです。

骨盤をゆがませるローライズジーンズ

ファッションの問題も挙げておきます。最近の若い女性を見ていると、股上がとても短いジーンズなどが目につきます。腰骨に引っかけてはく「ローライズ」というのは、骨盤にとって最悪です。

ローライズだと骨盤の上部を締め付けます。するとテコの原理で、骨盤の下の方が広がるのです。これでは、内臓はますます下垂しかねません。骨盤の上部を締めることは禁物。かえってゆがみがひどくなるのです。

こういうと、驚いた人もいるかもしれませんね。世の中には「腰痛コルセット」「ガードル」「ウエストニッパー」といったお腹や腰を締める商品がたくさん出回っています。でも、はっきりいわせてもらいます。腰骨の高さで骨盤を締める商品はすべて、骨盤を裾広がりにゆがめてしまいます。決して使わないでください。

しかも、お腹を締め付けると、内臓の下垂を助けてしまいます。その結果、腰痛や尿漏れなどの問題が起きることも多いのですよ。マヨネーズなどの容器のキャップを取って、逆さまにしてギュッと絞れば、中身が出てくるのと同じです。

とはいえ、ゆるんだ骨盤をベルトなどでサポートすることは大切なことです。とくに、ゆがみがひどくて腰や恥骨に痛みがある人や、今妊娠中で早産の危険がある人や、出産を終えたばかりの人には、ぜひとも骨盤ベルトの着用をお薦めします。

ここで大事なのが骨盤ベルトの着用位置です。

イラスト13をよく見てください。おへソの斜め下にあるグリグリとした腰骨の出っ張りが、上前腸骨棘です。もう一つ、太ももの付け根のあたりの、一番外側にゴツンとした骨があります。ちょうど床に真横を向いて寝転んだときに、床にぶつかる骨。これが大転子です。上前腸骨棘と大転子の間、これがベルトを着けるべき位置です。ベルトを着けたときに、ベルトの上端と上前腸骨棘の下端との間に、指が1本入るくらいがベスト。上前腸骨棘にベルトがかぶさってもダメです。ましてや、これより上を締めるなんて、絶対に、絶対に、ダメです。

正しい位置を締める場合も、ゴムのような伸縮性の素材は良くないですね。血流を阻害するのでうっ血してしまいます。名前が「骨盤ベルト」などとなっているゴム製のバンドもときおり見かけますが、いろんな理由でお薦めできません。それよりも安くて安全に、効果的に骨盤が締まるものが、あなたの家にもあります。それは、伸縮性のない長いストール、浴衣の帯、さらしなどです。

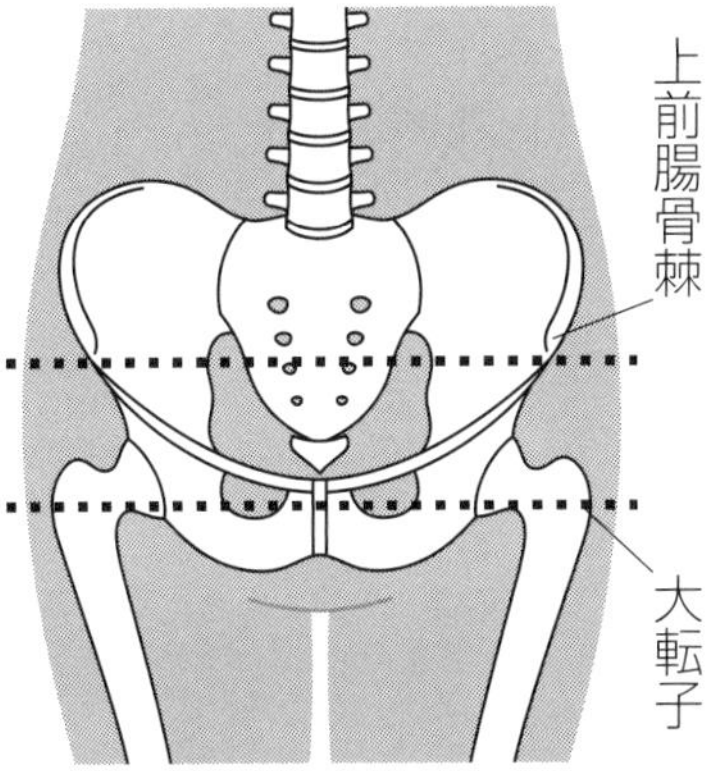

イラスト 13　ベルトを着ける位置はこの間

最近のジーンズなどには、この位置にベルトがある「超ローライズ」があります。これはむしろＯＫ。ただ、そこまで股上が短いと、お尻の割れ目もしっかり見えてしまうし、冷えるのが難点。なので、腹巻きを着けてからはくといいのです。これがベスト。

手前みそになりますが、私が考案した骨盤ベルト「トコちゃんベルト」は、骨盤を正しく締めるのに最適のグッズです。非伸縮性で、衣類の上から締めて動き回ってもずれないように、素材や形の改良を重ねてきました。切迫早産を防ぐ医学的な効果も証明され、今では国内の妊産婦の５人に１人が使っています。

近年はタレントやモデルさん達の中にも、トコちゃんベルトの愛用者がいっぱい。雑誌や本、ご自身のブログの中で、腰痛から解放されたことや、早産を免れたこと、安産できたこと、スタイルが良くなったことなどが、たくさん紹介されています。

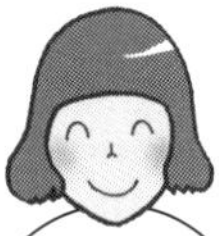

第3章

医学的に証明された骨盤ケアの有効性

骨盤をゆるめるホルモン「リラキシン」

この章では、骨盤ケアの大切さを裏付ける医学的な情報を紹介していきます。グラフなどのデータや専門用語が出てきて、少し難しいと感じるかもしれませんが、大切なことですのでじっくりと読んでください。

骨盤は4つの骨がつながってできています。骨をつないでいるのは、筋肉と靭帯。このうち靭帯は、リラキシンというホルモンの作用でゆるむ性質があります。

リラキシンは主に卵巣から分泌されるホルモンで、月経前と妊娠期間中に分泌量が増えます。つまりこの期間は、骨盤がゆるみやすい状態になるわけです。これは妊娠・出産という女性機能を全うするための正常な変化です。

毎月月経のころになると、何となく足腰がぐらついてしっかり立てないと感じる人も多いでしょう。それは、リラキシンの作用で靭帯がゆるんでいるためです。

もっとも、筋肉と靭帯が元々しっかりしていれば、体がぐらつくと感じるほどゆるむことはありません。もし、月経のたびにぐらぐらするのであれば、それはゆるみ過ぎ。筋肉と靭帯の強さが足りないと考えられます。

それでも、月経が過ぎたあとに骨盤がきちんと締まってくれるのであれば、まだいい。でも私が見る限り、多くの女性の骨盤は、リラキシンのピークを過ぎたあともゆるんだままです。

なぜそうなるのか。足りない筋力でぐらつく体を支えようとすると、筋肉や靭帯に過剰な負担がかかります。そんなふうに酷使された筋肉や靭帯は、疲労してパンパンに張り、硬直してしまう。運動不足の人が急に体を動かすと、筋肉が凝って固まるのと一緒です。すると月経が終わってリラキシンが減っても、本来のように骨盤が締まりません。筋肉や靭帯は、伸びきって弾力を失ったまま固まっているのです。だから、骨盤がゆるんだままになってしまうわけです。

しかもほとんどの場合、仙骨が飛び出たり、ねじれたりといったゆがみを伴って固まります。骨盤は体の骨格を支える要《かなめ》ですから、これがゆがんでいると、体重を支えるときに重さが均等に分散されません。一部の筋肉や靭帯に、負荷が集中してしまう。するとそこが痛んだり、むくんだりします。とりわけ、靭帯がゆるむ月経時に大きな負担がかかって、症状が出ることが多いのです。

みなさんの中に、月経になると腰やお尻が痛む人がいると思います。あるいは恥骨が痛む人もいるでしょう。こういう症状は、骨盤のゆがみによって、偏った負担がかかっているのです。

妊娠中〜出産直後は骨盤がもっともゆるみやすい

妊娠すると、胎盤からもリラキシンが分泌され、その働きで靭帯がゆるみ、骨盤がどんどんゆるみます。このときのゆるみ度合いは、月経時の比ではありません。なにしろ出産の時は、産道である骨盤の中を、大きな赤ちゃんに通ってもらわないといけません。その大仕事を果たすべく、体は着々と準備を進めるのです。

このとき、元々の筋肉や靭帯の強さと柔軟さが、いっそう重要になります。靭帯が最大限にゆるむわけですから、骨盤を締めておく力にかなり余力がないと、妊娠初期からぐらぐらになってしまいます。実際、妊娠したとたんに、立って歩けないほど足もとがおぼつかなくなったり、腰痛や恥骨痛、尿もれなどに悩まされる人は数多くいます。

妊娠中は胎児と胎盤と羊水に加え、大きくなった子宮、それから増えた血液の分、体重は増えます。妊娠中の骨盤の靭帯は、リラキシンの作用でゆるんでいるうえに、かかる負担は妊娠前よりずっと大きいのですから、とてもゆがみやすいのです。

以前は、重症の骨盤のゆるみやゆがみは、数回出産した人や、双子や三つ子を出産した人に見られる症状でした。妊娠したことがない人には、ありえなかったのです。でも今は違います。妊娠経験がないのに、驚くほどゆるみ、ゆがんでいる人がいくらでもいるのです。それほど、筋肉と靭帯が鍛えられていない人が増えているわけです。

また、妊娠中に現れたさまざまな症状が、出産が終わってリラキシンが減ったあと何年たっても、治らずに悩んでいる人も増えていると感じます。

もうひとつ付け加えておきましょう。流産や中絶をした場合にも、妊娠が途中まで進行していたわけですから、リラキシン量が増えて靭帯がゆるんでいます。だから、流産をきっかけに骨盤が大きくゆがんでしまうのも、よく起こる現象です。

骨盤のゆるみを医学的に評価する

骨盤のゆるみ具合は、医学的には「恥骨結合上端部角（ＰＳＡ）」を測定して評価できます（イラスト14）。恥骨結合は、体の前面で左右の寛骨がつながっている場所。靭帯がゆるむと、この結合面の角度が広がることがわかっています。そのことを知っている医師や助産師なら、指で恥骨に触れるだけでゆるみ具合を確認できますが、エコー検査で恥骨を映し出して画像上の角度を測れば、数字で評価ができるのです。

グラフ15を見てください。これは東京の御茶ノ水にある浜田病院副院長の医師、合阪幸三さんが行った研究。２０５人の妊婦さんのＰＳＡを、妊娠初期から陣痛開始時まで測定し、グラフにしたものです。実線が、正常に経過して自然分娩をした２００人の平均値。経過を追うにつれてＰＳＡが大きくなっていますね。出産が近づくとともに骨盤がゆるんでいくことを示しています。

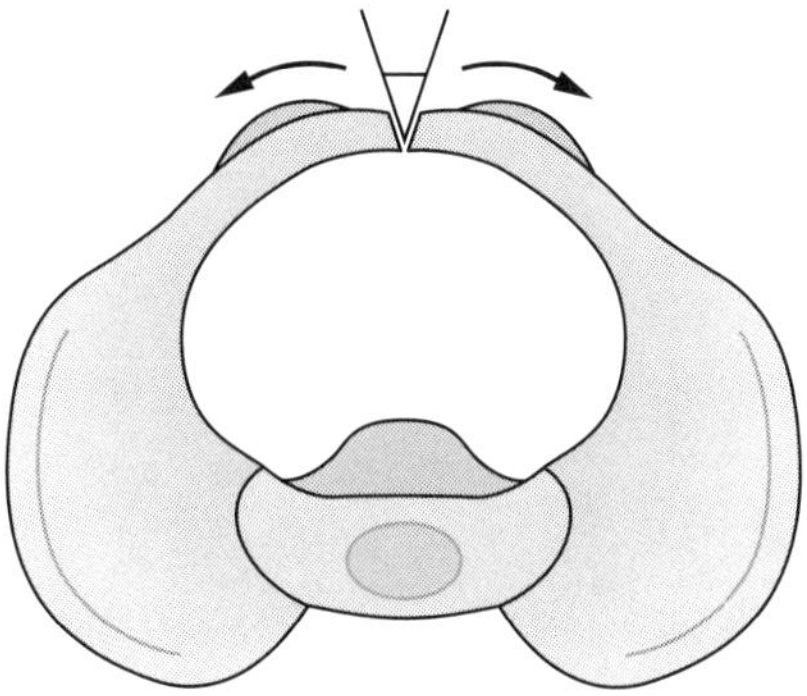

イラスト 14　恥骨結合上端部角（ＰＳＡ）

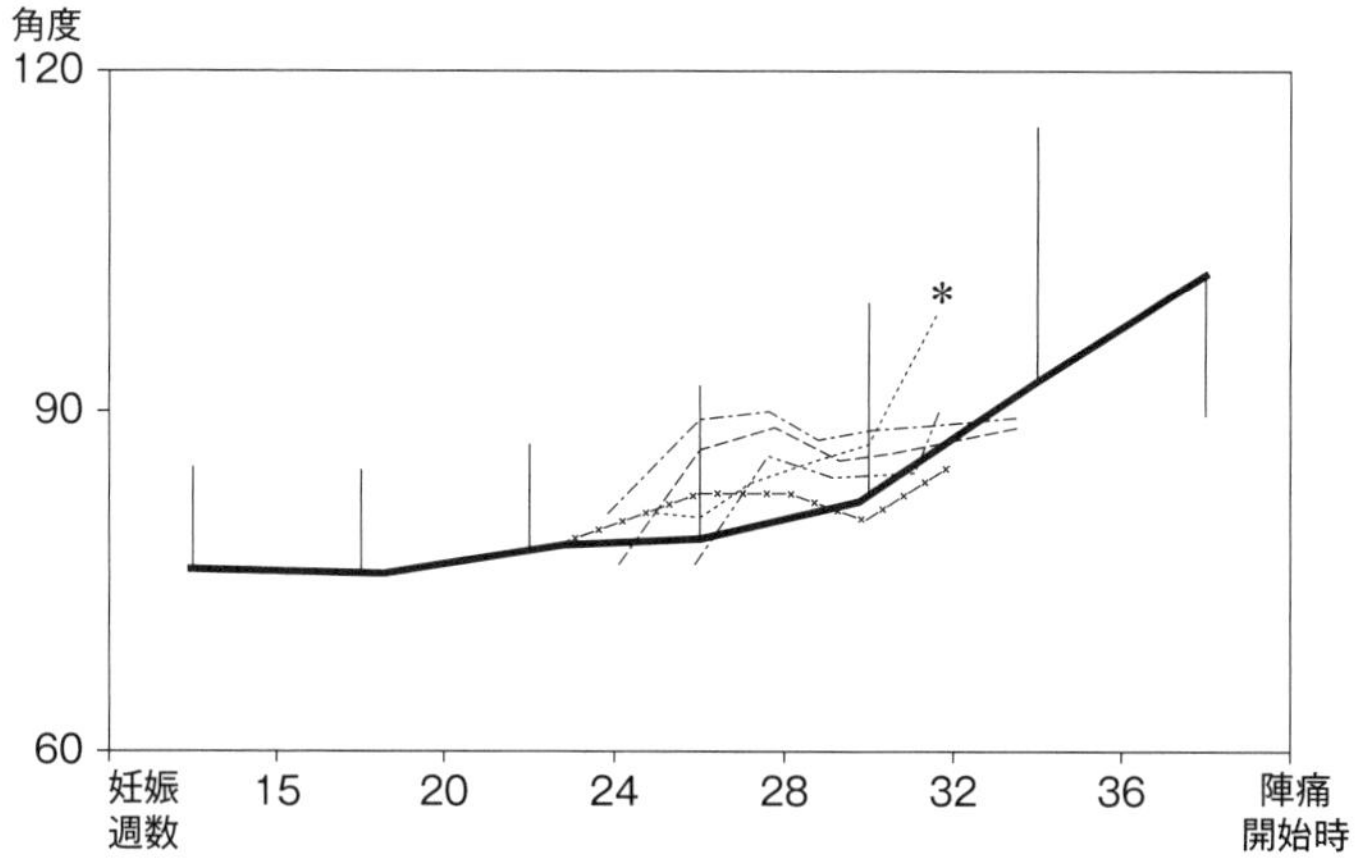

グラフ 15　週数別にみたＰＳＡの変化――経膣分娩例
正常例でもＰＳＡは妊娠週数とともに大きくなる。
切迫早産例では正常より大きい。＊＝ 34 週にて早産。

20週を過ぎたあたりから、平均値のラインを外れていく5本の線があります。これは、切迫早産のために入院した5人の妊婦さんのデータです。切迫早産になった人は、ＰＳＡの値が平均値から外れて急激に大きくなっていく。つまり、骨盤が急にゆるんでしまうわけです。

このうち一人は、残念ながら骨盤の開きを抑えられず、早産になってしまいました（＊印）。でもほかの4人では、トコちゃんベルトで骨盤輪支持を続けながら治療を行った結果、ＰＳＡ値が持ち直して平均値のラインに再合流。早産を防ぐことができました。

合阪さんの研究では、妊娠中の恥骨あたりの痛みに悩まされる人のＰＳＡも、標準値より大きいことが示されています。そういう人も、トコちゃんベルトを着用すると骨盤が締まり、ＰＳＡが正常化し、痛みも和らぐのです。骨盤がゆるんだ状態の妊娠は、さまざまなリスクが高いのです。

理想をいえば、女性はみんな自分の恥骨結合に触って、ＰＳＡの開き具合を自己判定できるようになってもらいたいと私は思っています。でもそれは現実には難しい。そこで私はセミナー参加者に、骨盤のゆるみ具合を判定する方法として、必ずヒップサイズを測ってもらっています。まず立った状態でヒップ周囲を測り、次に、あおむけになってひざを立てて腰を浮かせ、同じところを測るのです。

骨盤がゆるんでいると、立った状態では内臓が下垂して骨盤を押し広げるので、ヒップサイズも大きく広がります。でも腰を浮かせて測ると、内臓が胸の方に戻ってヒップサイズが小さくなる。サイズに4～5cmぐらいの差がつく人もざらです。2～5cm差ならイエローカード、それ以上はレッドカードという判定をしていました。

ところがここ数年、このチェックが使えないケースが増えてきました。多くの人の骨盤が、広がった状態で凝り固まっているため、腰を浮かせて測ってもヒップサイズが変わらないのですよ。骨盤ケアのメニューをいくつもやって、周りの筋肉や靭帯がほぐれてきて、やっとサイズも小さくなるような状況。以前は単にゆるんでいる人が大半だったのに、いまは「ゆるみ」＋「凝り」へと変化しているのです。そんな人の骨盤まわりの靭帯は硬く冷たく、まるで「シャーベット」。

そんな骨盤でも、シャーベットを溶かす体操をして、トコちゃんベルトを着用すれば、しだいに骨盤がきれいに整い締まっていきます。すると、内臓の下垂を防ぐことができるのです。次にそんなデータを紹介しましょう。

骨盤が締まれば内臓の下垂を防げる

滋賀医科大学大学院医学研究科の齋藤祥乃さんは、縦型オープンMRという最新鋭の装置を使って、トコちゃんベルトを着用したときの内臓の位置を調べました。

縦型オープンMRは、世界で2台しか稼動していないというとても貴重な機械です。そのうちの1台が滋賀医科大学にあります。脳ドックなどでよく使われている通常のMRは、検査を受ける人がベッドに寝た状態で体の内部を撮影しますが、縦型オープンMRは、立ったり、イスに座った状態で撮影できるのです。内臓が下垂するのは重力の作用ですから、体を立てているときでないと確認できません。

被験者は、出産経験のある女性11人（平均年齢38歳）。イスに座った姿勢で体の縦断面を撮影し、画像上で、恥骨下端と第2尾骨を結ぶライン（ＰＣライン）から、子宮口と膀胱までの距離を測りました（写真16）。この距離が小さいほど、内臓の位置が低いことになります。

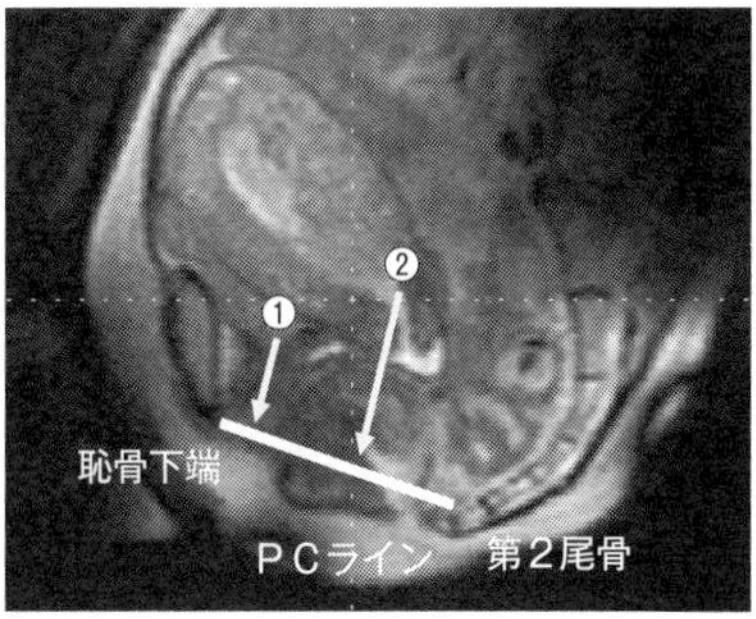

写真16　骨盤内臓器の計測方法
恥骨下端と第2尾骨を結ぶ恥骨尾骨ライン（PCライン）から膀胱頸部および内子宮口までの垂線距離を測る。①は膀胱頸部の位置、②は内子宮口の位置。

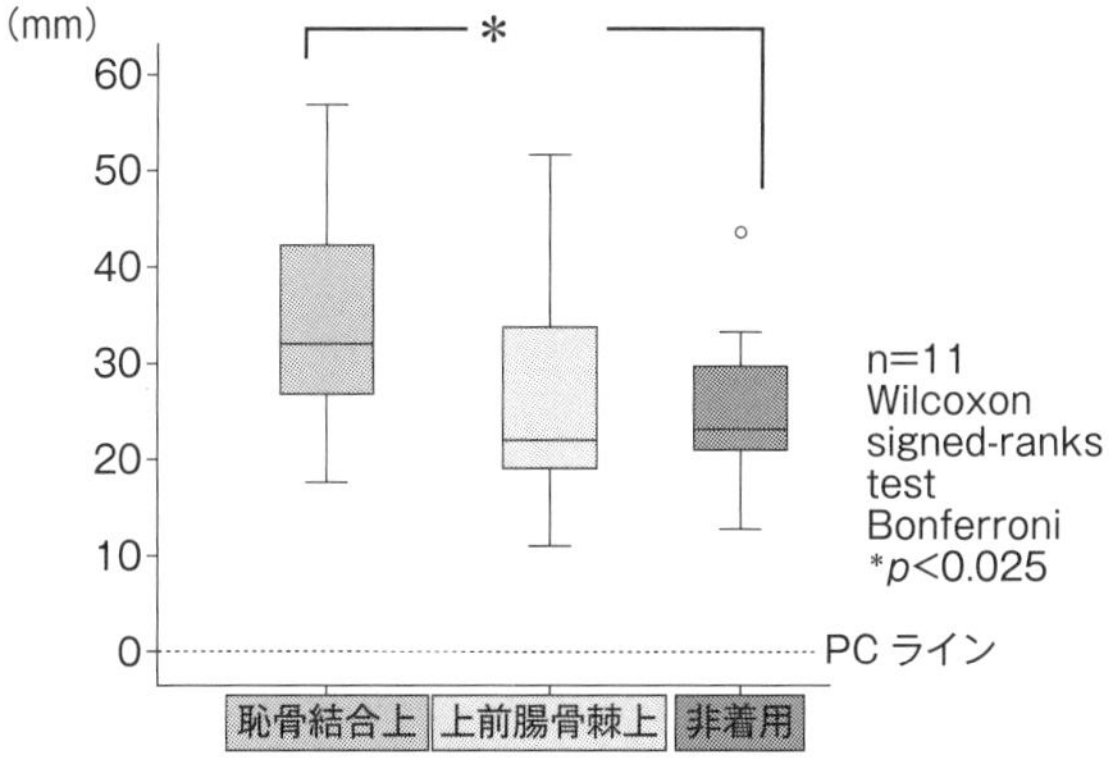

グラフ17　骨盤ベルトの着用位置による内子宮口の位置の比較
恥骨結合上での骨盤ベルト着用は、骨盤内臓器を下垂させないことが示された。

普通にイスに座った状態で、子宮口の位置は、中央値23・1㎜。これが、トコちゃんベルトを恥骨の上（上前腸骨棘より下の正しい位置）に着用した場合は、中央値32㎜まで大きくなりました（グラフ17）。着用した方が、内臓の位置が高くなっていたのです。一方、骨盤の上の方（上前腸骨棘より上の誤った位置）に着用した場合には、何も着用しないときと差がつきませんでした。つまり、この位置に着用したのでは、内臓下垂を防げないことが判明したのです。

齋藤さんは、出産直後の妊婦さんを対象にして同様の研究も行っています。出産直後は妊娠の影響で、子宮などの位置が普段と大きくずれています。それが時間とともに元の位置に戻っていくわけですが、このときにトコちゃんベルトを着用しておくと、内臓の下垂が防げることを確認するのが目的です。

11人の出産直後の女性が、分娩後1週間、1カ月、2カ月の3回にわたって、縦型オープンMRによる撮影をしました。11人はこの間、日常的にトコちゃんベルトを着用しています。ベルト着用状態と非着用状態で撮影し、PCラインから子宮口までの距離を測ったところ、2カ月目の撮影で、トコちゃんベルト着用群の方が子宮の位置が高いことが確認できました。

出産後も、骨盤が締まらなければ、内臓の下垂は防げないということですね。

骨盤ケアで早産が減った!

「骨盤が開いて内臓が下がる」という現象は、実際に女性の体に手を触れながら骨盤ケアの指導をしている私にとっては、毎日のように目にする当たり前の事実なのですが、医学界の中には決してこの事実を受け入れようとしない人たちがいます。「骨盤は強固なものだから、ゆるんだりゆがんだりするはずがない。まして内臓が下がるなんてありえない」と、現実を見もせず強硬に主張している医師がいるようです。自信を持ってそう言えるのなら、名前と顔を公表すればいいのですが、決して公表されません。

そしてそういう医師達の圧力を受けてか、メディアも「内臓が下垂する」という表現を、マユツバなものとして扱う傾向があります。2011年の8月、NHKの人気テレビ番組で、司会のアナウンサーが「そもそも構造上、内臓は下垂するなんてことはありえません」と断言しました。

開いた口がふさがらないとはこのことです。ここまで紹介してきたように、骨盤がゆるむことも、内臓が下垂することも、医学的に確認された事実です。そして、ゆるんでゆがんだ骨盤が整って締まると、下垂が改善されてさまざまな問題も消えていくのです。

この本の最初に紹介した「ナス型子宮」もそのひとつ。エコー画像（写真18）を見てください。これはお茶畑助産院院長の高橋美穂さんが提供してくれた写真。妊娠9週で細長い形をしていた胎嚢（子宮の内側の胎児が入っている袋）が、トコちゃんベルトを着け

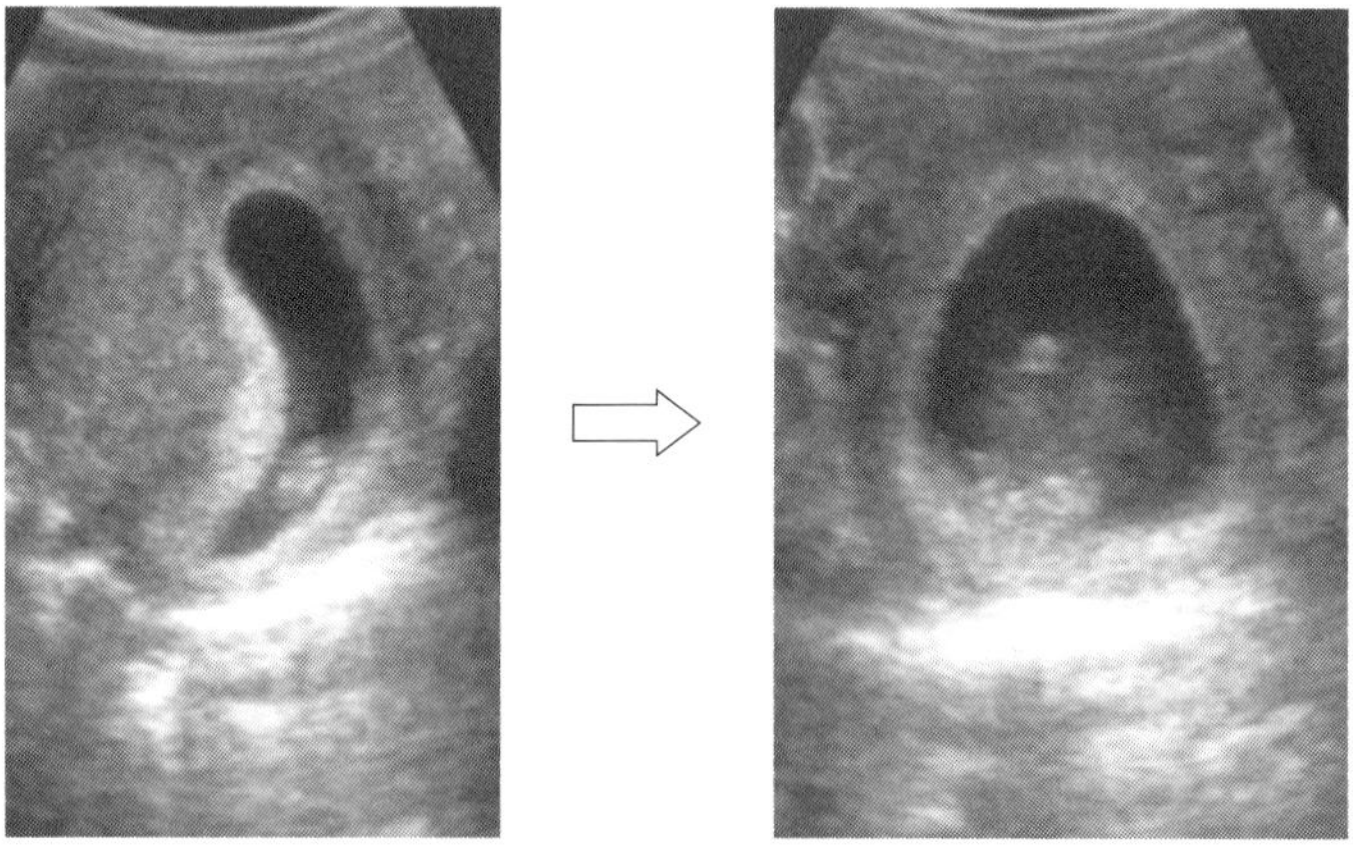

写真18　トコちゃんベルトを着けて骨盤ケアを実施したら、ナス型子宮が翌週にはきれいな丸型に。

て骨盤ケアを実践したところ、翌週にはきれいな丸形に変化しているのです。

高橋さんはこのころ、藤枝第一助産院に勤めていたのですが、ここでは妊娠初期（8週前後）から妊婦さんに骨盤ケアを指導し、トコちゃんベルトを着用してもらっていたそうです。トコちゃんベルト着用前後で、胎嚢の形がどう変わったかを集計したのが下のグラフ19。このデータでは胎嚢の形を「まる型」「楕円型」「ナス型」「細ナス型」と細かく分類しています。使用前にはゆがみの強い「ナス型」「細ナス型」が多かったのに、トコちゃんベル

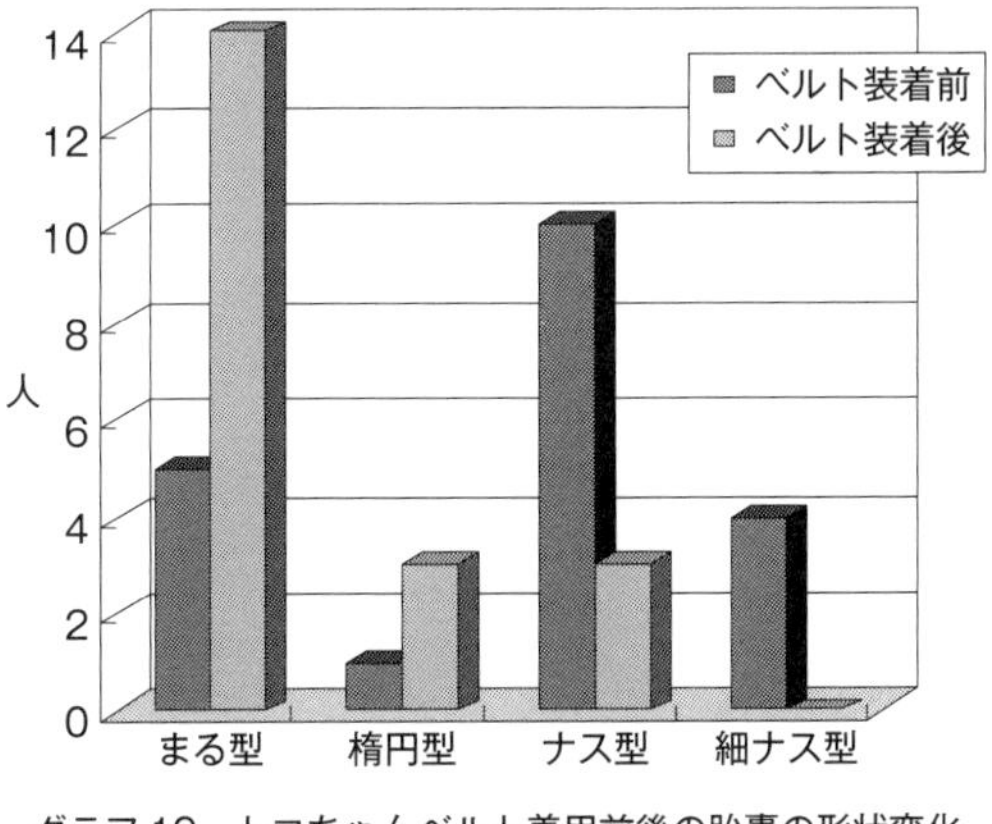

グラフ19　トコちゃんベルト着用前後の胎嚢の形状変化

トを着用するとこれらが激減し、「まる型」が増えました。骨盤ケアで胎嚢がこんなに劇的に変わるのですよ。

別のデータも示しましょう。こちらは県立奈良病院の助産師、前田智子さんがまとめたデータ（グラフ20）。この病院で、妊婦さんへの骨盤輪支持（トコちゃんベルトの着用など）を導入する前とあとで、35週と6日までに早産した人の割合を比較したものです。骨盤輪支持導入前は40％が35週と6日までに早産となったのですが、導入によって10％まで減少しています。

骨盤が締まれば子宮などの内臓が下垂しなくなり、小さい赤ちゃんが生まれ

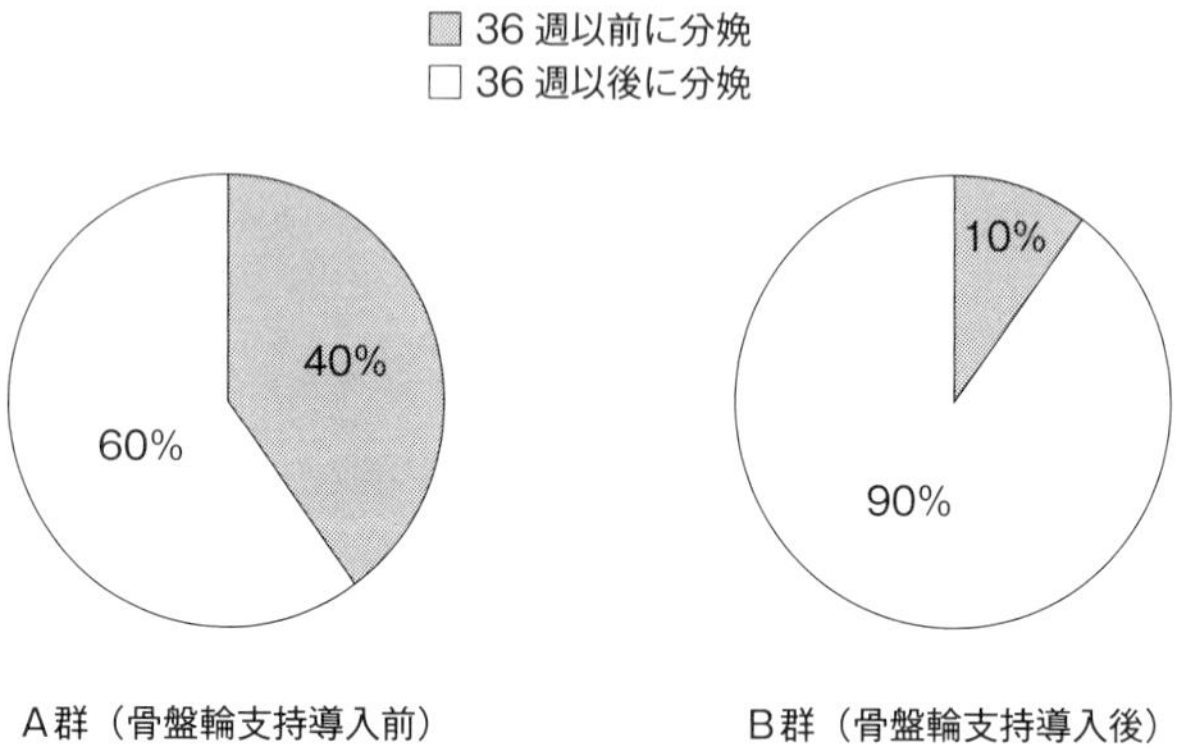

グラフ20　36週以降に分娩となった妊婦の割合

なくなるのですから、小児科医の負担も減るのです。

ところで、医学的には、妊娠22週～36週と6日の期間に出産することを「早産」、37週～41週の出産を「正期産」と呼びます。私が若い頃は38週～41週が「正期産」だったのですが、あまりにも早産が増えたせいか、何年か前に37週～41週が正期産と変更になりました。さらに最近では、35週に入ればどんな小さな医院でも出産できるので、早産と見なさない施設が増えているようです。

38週以降までお腹の中で過ごした子の方が、胎盤からの免疫をたくさんもらえるので、病気にもかかりにくく、健康度が高い子だと、私自身は思っています。

ゆがんだ子宮が赤ちゃんの股関節脱臼を招く

「ゆがんだ子宮の中では、胎児の姿勢に異常が起きやすくなる」と私は考えています。それは、私の旧友である水野記念病院病院長の鈴木茂夫さんの研究論文を読んで、そう気づいたからです。彼は40年近く、胎児の姿勢と先天性股関節脱臼の関係を研究し続けています。

グラフ21は、4種類の胎児姿勢ごとに先天性股関節脱臼の発生頻度をまとめたもの。姿勢の名前が専門用語で書かれているのでわかりにくいと思いますが、名前についている「頭」「足」「殿」の文字はそれぞれ、出産のとき最初に出てくる部位を表しています。つまり頭位は頭から出てくる姿勢、足位なら足から出てくる、ふたつの殿位（複殿位、単殿位）は、お尻が最初に出てくる姿勢という意味です。頭から出てくるのが正常な分娩ですから、頭位以外はいわゆる逆子ということになります。

先天性股関節脱臼がもっとも起きやすいのは、単殿位。これはお尻を下にして体全体を二つ折りに曲げ、V字型になっている姿勢です。このとき子宮の中でひざが伸びているのが問題なのです。同じ殿位でも複殿位は、お尻を下にしてひざを曲げ、あぐらを組んだような姿勢。こちらでは脱臼は起きていません。足位はお尻より先に足が出てくるケースです。こちらの脱臼頻度も低い。

つまり、子宮の中でひざが伸びていると、先天性股関節脱臼が高い割合で発生するのです。このデータは自然分娩のものですが、帝王切開になったケースの集計でも、同様の傾向がありました。

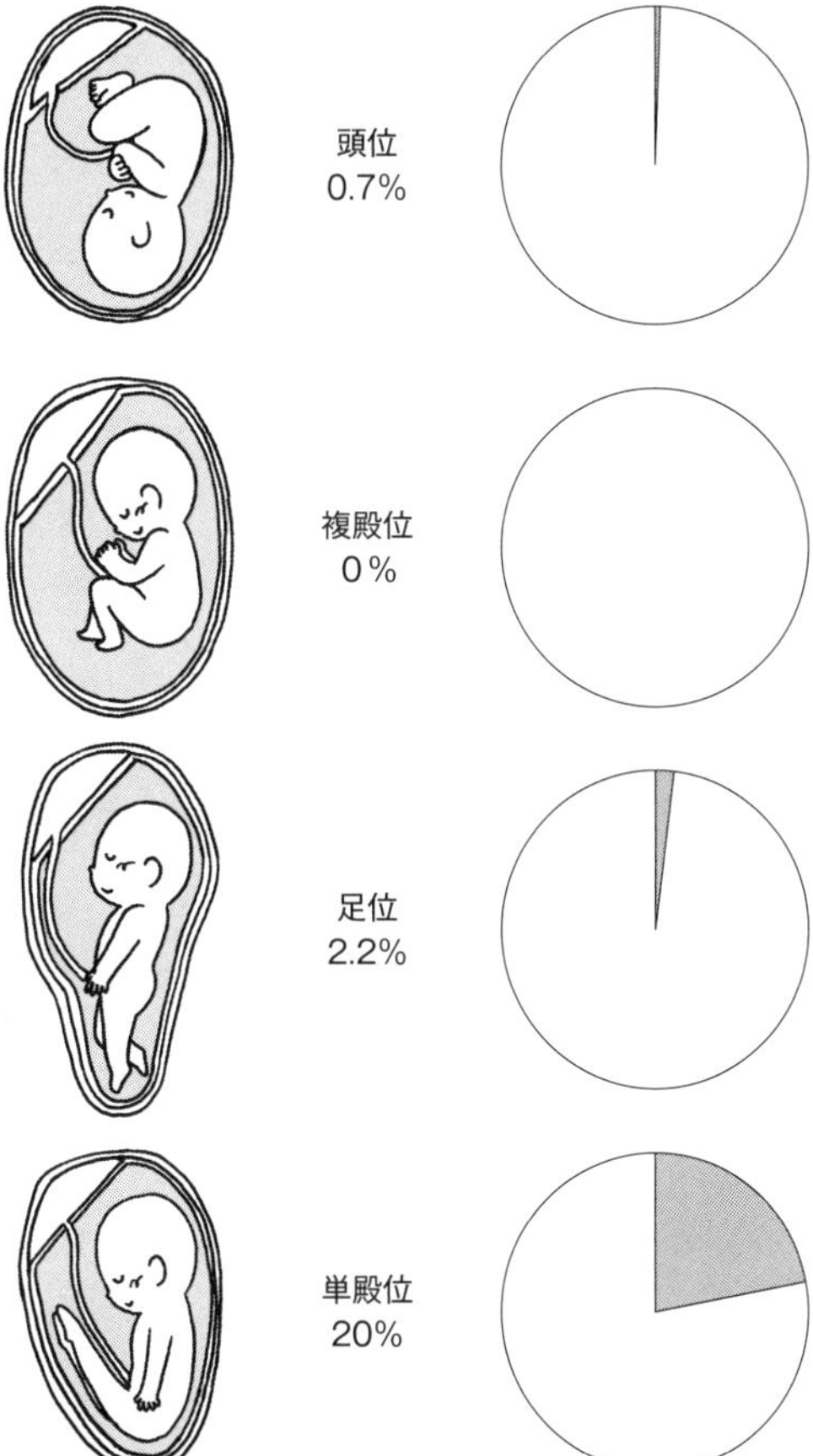

グラフ 21　胎位胎勢別股関節脱臼発生率

実は頭位の中にも、ひざが伸びているケースがあります。頭が下を向いているので逆子ではないけれど、足がピンと伸びて、ちょうど前屈運動のような姿勢（25ページのイラスト3）。これが、頭位で見られた0・7％の脱臼につながっています。

これも異常姿勢ですが、妊婦健診ではひざの状態に注目していないため、たとえエコー検査でひざが伸びている像が映っても、ほとんどの医師は何もいいません。でも鈴木さんによると、頭位でひざが伸びている場合は非常に高率で股関節脱臼が起き、ひざが逆向きに曲がった「反張膝《はんちょうしつ》」になってしまうといいます（写真22）。こんな恐ろしい格好になってしまった赤ちゃんは、本当につらいことでしょう。

このデータは、鈴木さんが1973年から1980年まで勤めていた松江赤十字病院と大津赤十字病院で調査した結果。今から40年近く前の数値です。当時、頭位から股関節脱臼になってしまうケースは1％未満だったのですが、私の印象では、現在はナス型子宮が増えており、頭位でひざを伸ばしている姿勢の胎児もはるかに増えていると感じます。ただ、この研究以降、胎内姿勢に注目する医師はほとんどおらず、現在の正確な発生頻度はわかっていません。こんなに優れた先行研究があるのに、残念なことです。

ひざをピンと伸ばして生まれても、出生後できるだけ早いうちに、正常な胎児の姿勢と同じ姿勢を保てるようにバスタオルで全身を丸くくるめば、股関節脱臼は治ります。大学病院勤務時代から現在まで、私がお世話した新生児で、股関節に障害が残った子は一人もいませんよ。でも一般の医療機関ではそんな知識は全くといっていいほど普及していません。4カ月健診で股関節の開きが悪い子は整形外科に移され、ベルトのような装具を付けたり、牽引療法を行ったり、それでも治らなければ手術。後遺症が残るケースも多いのです。

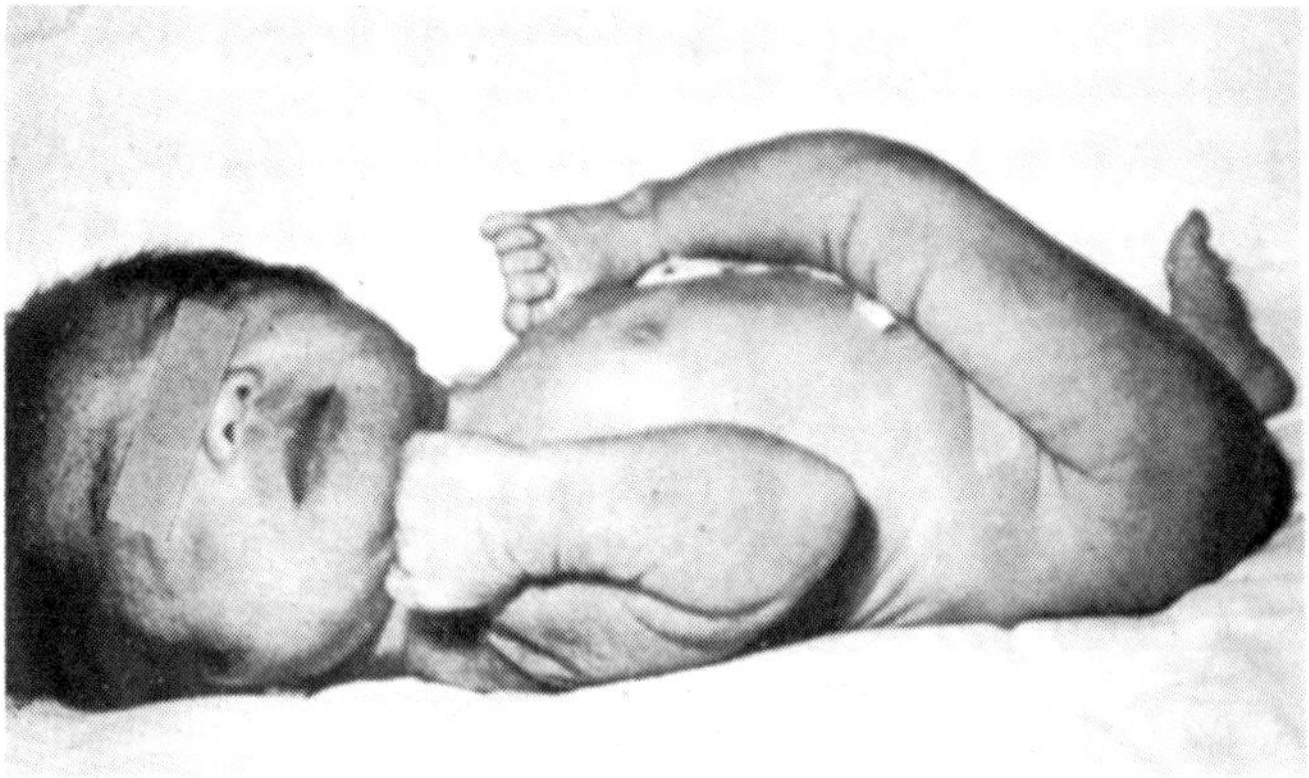

写真22　反張膝の赤ちゃん

丸い子宮であれば、股関節脱臼は起きることはまずありません。これから妊娠したい人、現在妊娠中の人は、まず自分の子宮をふっくらと丸く整えること。それには骨盤ケアです。

ねじれた胎児は正常に発育できる?

胎児姿勢について、私が今、股関節脱臼よりも気になっているのが「体のねじれ」です。

お腹の中の赤ちゃんは通常、頭を下にして、体は横を向いています。赤ちゃんの顔が、お母さんからみて右側を向いていることが多く、その場合はお腹の左側に触れると、下から順に赤ちゃんの後頭部→背骨→尾骨と、骨格の感触を手でなぞることができます。これは助産師が昔からやっている、赤ちゃんの触診法です。

ところが最近は、途中で体がねじれている赤ちゃんがいるのです。感触をたどっていくと、後頭部から真っすぐ続いているはずの背骨の感触が途中で消えて、そのすぐ上に、いきなり赤ちゃんのひざがある。背骨の上に、ひざですよ。いったいどんな姿勢だと思います？　胴体が途中でぐにゃっとねじれているのです。

こんな姿勢で、正常な発達ができるでしょうか？　胎児の体の中では、内臓や血管などが日々、作られているのです。例えば心臓は、強力な筋肉でできた臓器で、内部が4つの小部屋に仕切られています。間仕切りには精密な弁がついているし、それぞれの小部屋から全身に伸びる血管は、かなり複雑に入り組んで走っています。しかも体ができ上がっていくプロセスで、いったん形成された血管が消えたり、つながり方が変化するなどの込み入った段取りがあるのです。こういった一連のプロセスがうまく進まなければ、先天性の心臓疾患になってしまう可能性があると私は推測しています。

興味深い話をしましょう。ある県の県境に近い場所に公立病院があります。その地域のハイリスク出産をほぼ一手に引き受けている病院です。その県は日本でトップクラスに入るほど、助産師が骨盤ケアに熱心に取り組んでいます。

新生児の体に問題があった場合、その子は産婦人科から小児科に移され、そこで治療を受けます。心臓疾患のような深刻な問題であれば、新生児集中治療室（ＮＩＣ

U）に入院するでしょう。

その県の助産師たちが骨盤ケアに取り組むようになってから、ＮＩＣＵには、その県で生まれた子供がうんと減ったといいます。それで、先天性の心臓疾患の子が、隣接する県から搬送されて来ているとのこと。残念なことに、隣の県には骨盤ケアに取り組む助産師が、まだ少ないからだと思います。私にはこの現象が、とても重大なことを示唆しているように思えるのですが、みなさんはどう思いますか？

赤ちゃんの成長を妨げる「胎盤石灰化」

妊娠中に内臓が下垂していると、胎盤の機能にも悪影響が及びます。胎盤は、母体と赤ちゃんをつなぐ血液の出入り口で、赤ちゃんを育てるための栄養や酸素は、ここを通ってお母さんから赤ちゃんへ送られます。逆に赤ちゃんの体内で発生した老廃物や二酸化炭素は、ここから母体に返される。文字通り赤ちゃんの生命線といえます。

胎盤が圧迫されると、血液の流れが悪くなります。まず、母体へ戻る静脈の流れが滞る。すると胎盤から古い血液が出ていけないので、胎盤内がうっ血し、血圧が上昇します。これで赤ちゃんへ流れ込む動脈の流れも悪くなり、栄養や酸素が行き渡らなくなる。すると、赤ちゃんの成長が鈍ってしまうのです。

近年、産まれてくる赤ちゃんの体重が減少傾向にあるのをご存じでしょうか。10年ごとに実施されている厚生労働省の調査によると、戦後少しずつ増えていた出生時の平均体重は、男女とも1980年を境に減少に転じ、2000年には女の子が、2010年には男の子が3kgを切りました（グラフ23）。

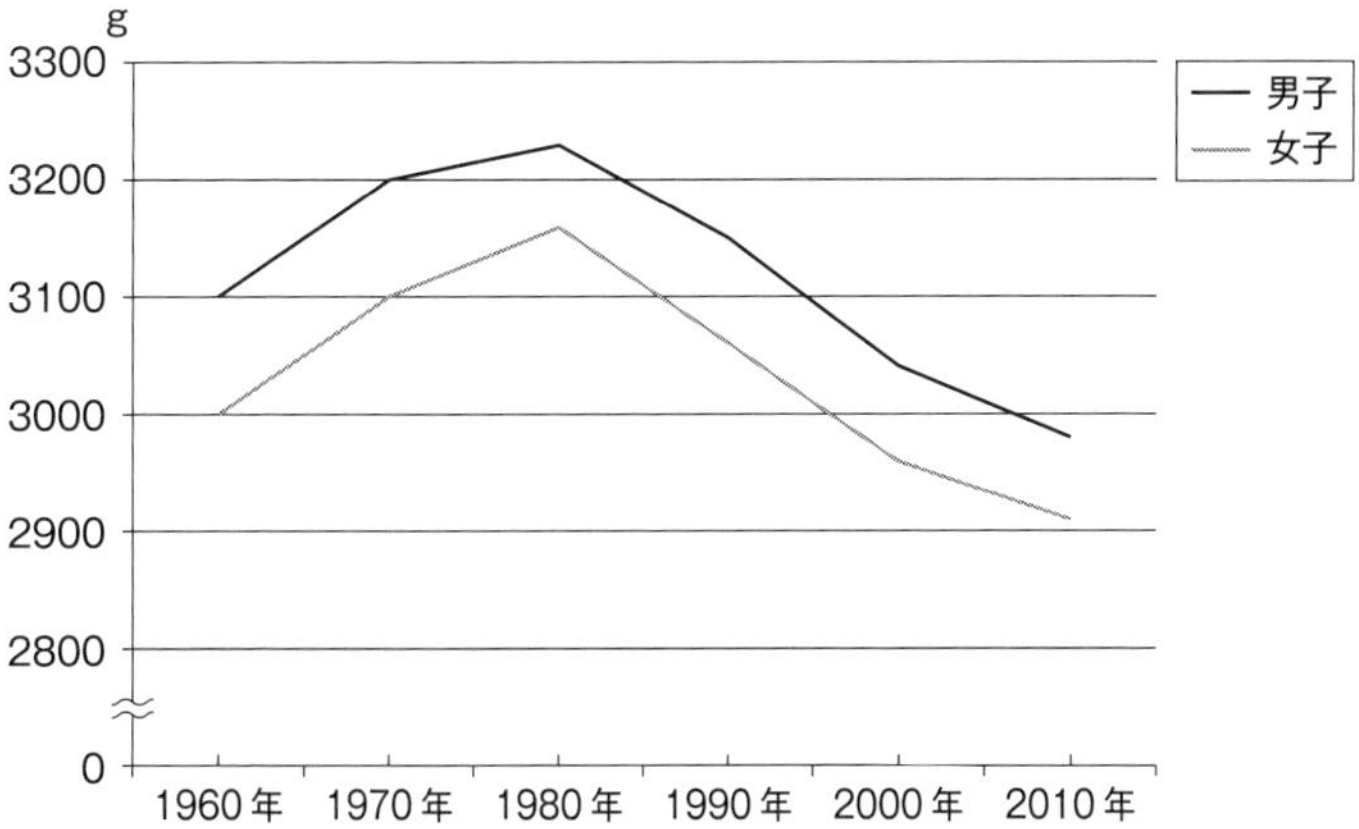

グラフ23　出生時平均体重は減少している
（平成22年乳幼児身体発育調査より作成）

この傾向は、一般には「母親の、行き過ぎるダイエット指向に問題がある」と説明されています。確かにそういう面もあるでしょう。でも私はそれだけではなく、胎盤の質の問題が大きいと考えています。

というのも最近は、35週ぐらいで赤ちゃんの体重増が頭打ちになってしまうケースがとても目立つからです。胎児の成長がストップするのは、産科医学的にいうと、非常に危険なサイン。生命活動が全体的に低下しているわけで、いわば死の兆候です。こういう場合はすぐに帝王切開になります。

お母さんが少々の食事制限をした程度では、ここまで危険な状態にはなりません（お母さんも餓死しそうなほど食べていないならありえますが）。子宮の中にいる赤ちゃんに必要な酸素が送れないほど、子宮という環境が劣化したと考える方が合理的です。そしてそんな状況を招く原因は何かと考えると、胎盤がまともに機能していない可能性が高いのです。

実際、赤ちゃんを出産してから、後産で出てくる胎盤を見ると、最近は石灰化した固い胎盤がとても多いと聞きます。胎盤は本来、フワッと柔らかいものですが、この石灰化胎盤は、表面にカルシウムがぶつぶつと沈着していて、まるで焼き過ぎて焦げたでき損ないハンバーグのようにゴツゴツしています。血流が悪くてうっ血した状態が続くと、こんな胎盤になってしまうのです。こういう人は昔も確かにいましたが、ごく少数だった。でも今や、日常的にこんな胎盤か、これに近い胎盤を目にすると聞きます。

妊娠初期から子宮口がゆるんでいる！

次に、切迫早産の話をしましょう。

切迫早産は、早産の危険が迫っている状態のこと。医学的には「妊娠22週以降37週未満に下腹痛（10分に1回以上の陣痛）、性器出血、破水などの症状に加えて、外測陣痛計で規則的な子宮収縮があり、内診では、子宮口開大、子宮頸管の展退などが認められ、早産の危険性が高いと考えられる状態」（日本産科婦人科学会編・産科婦人科用語集・用語解説集）と定義されています。要するに、まだ臨月ではないのに、陣痛や子宮口が開くなど分娩時のような現象が起きてしまうのです。

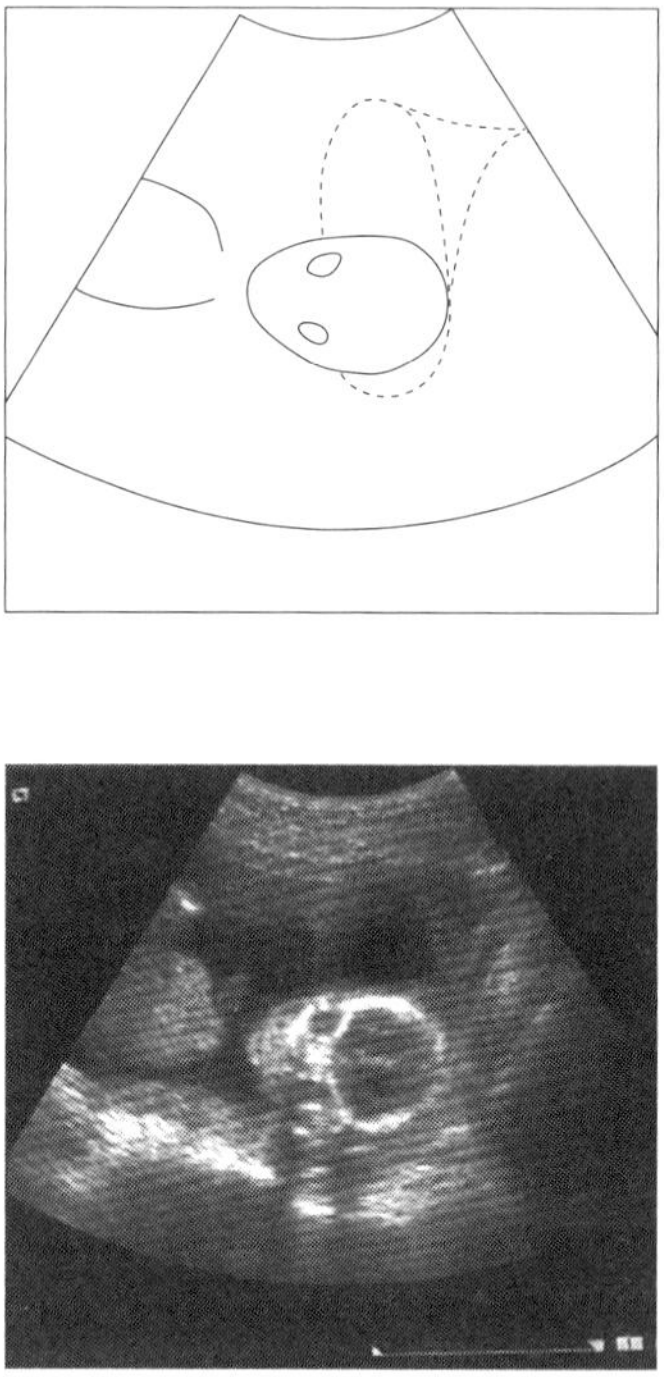

妊娠 15 週：胎児の頭の右上に開きかけている内子宮口が黒く見える

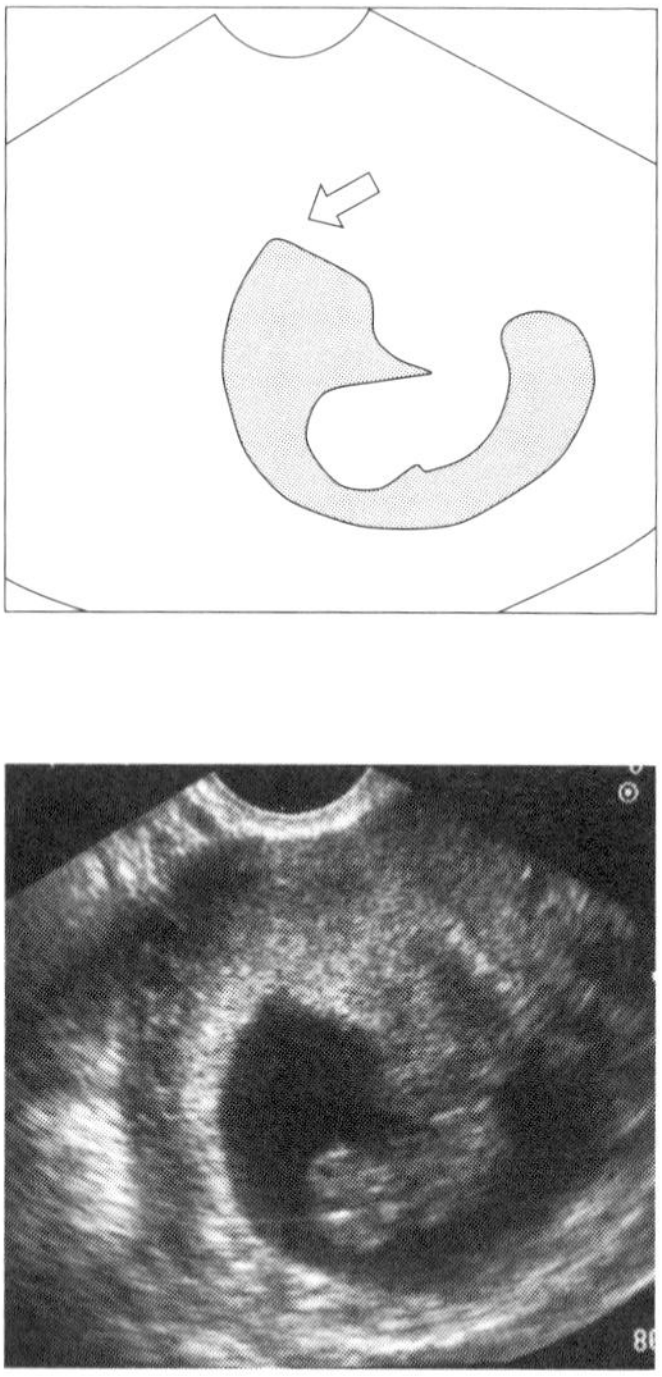

妊娠８週：胎嚢の左上あたり、内子宮口の輪郭が少し尖っている

写真 24　ある妊婦さんの妊娠８週と 15 週のエコー写真

切迫早産を起こしやすいのは、骨盤がゆるくて子宮がゆがんだ、尖り腹の人。ここまでは長年の経験から確信を持っていたのですが、それがどうしてなのか、メカニズムの詳細は謎でした。

近年、超音波診断装置の性能がアップし、胎児が入っている胎嚢が、とても鮮明に見えるようになりました。以前はぼんやりとしか見えなかった胎嚢の形状も、隅々までクリアに見えるのです。

私の整体サロンには1台だけ小さな超音波診断装置がありますが、性能はイマイチ。なので、施術を受けに来る妊婦さんたちに、病院で撮ってもらった写真を持ってきてもらっています。最近の鮮明な画像をたくさん見ているうちに、すごいことが分かってきました。それは、ゆるんだ骨盤と切迫早産をつなぐ現象が、画像上にはっきりと写っていたのです。

骨盤がゆるんでいる人は、妊娠初期から内子宮口がゆるむ兆候が見られます。本来、きっちりと閉じているべき内子宮口がゆるみ、エコー画像上で、膣に向かって半ば開きかけているのです。

写真24を見てください。これはある妊婦さんの、妊娠8週と15週のエコー写真。8

週の方は、まだ胎児が人の形になっておらず、胎嚢全体はややナス型。ところが画面上、胎嚢の左上あたりが少し尖っているのがわかりますか。これが、開きかけた内子宮口と考えられるのです。

ゆるんだ骨盤が頸管を短くするメカニズム

子宮は、筋肉でできた袋状の臓器です。下の部分に外子宮口（108ページのイラスト26参照）が空いていて、膣とつながっています。子宮と膣をつなぐ通路が子宮頸管。これも筋肉でできています。妊娠中は子宮頸管の筋肉が収縮して、ちょうど巾着袋の口を閉めるようにピタッと閉じているのが本来の姿。そして分娩になると筋肉がゆるんで外子宮口まで全部開き、赤ちゃんが出てくるわけです。

ところが、その〝巾着袋の口〟が、妊娠初期からすでにゆるんでいるのです。15週のエコー画像には、もっと状況がはっきり写っています。赤ちゃんの頭が見えますね。そのすぐ右上に、くさび状に広がった黒いエリアが見えます。これが、開きかけている内子宮口です。

注目してほしいのは、ちょうど赤ちゃんの頭を取り巻くように走っている、白いライン。このラインは解剖学的内子宮口といって、いわば巾着の口を締めるヒモに当たります。15週の段階ではこのヒモがきゅっと完全に締まった状態でなくてはいけないのに、赤ちゃんの頭が入るほど広がっているのです。こんなに広がっていたら、もういつ破水してもおかしくない。まだ15週なのに、恐ろしい話ですよ。

こんな妊娠の初期段階で、どうしてゆるんでしまうのでしょうか？　子宮と骨盤は、数本の靭帯でつながってい

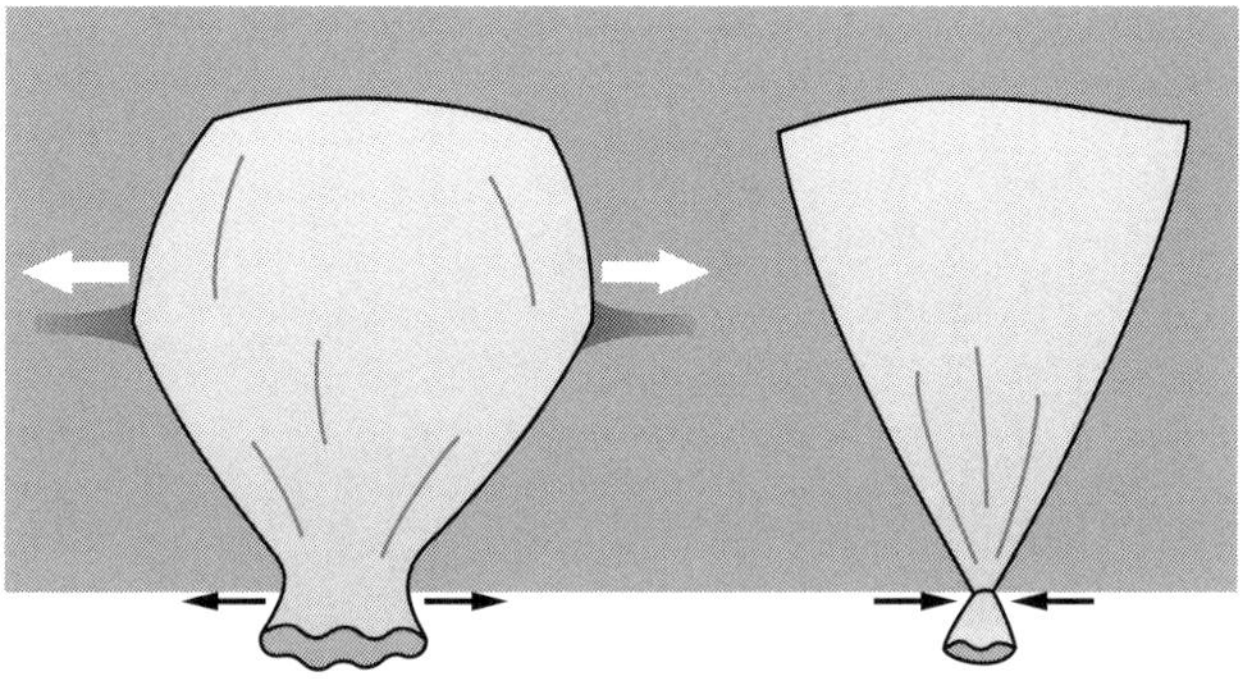

イラスト25　巾着袋仮説：なぜ内子宮口が開くのか

ます。子宮から見ると、周りをぐるりと囲んだ骨盤との間を橋渡しするように、何本かの靭帯が放射状に伸びている形です。この状態で、周りの骨盤がゆるんで広がると、子宮もつられて外側に引っ張られますね。すると、巾着袋の口のように閉じている内子宮口を広げる方向の力が加わるのです（イラスト25）。

内子宮口が開くと、膣へつながる通り道である子宮頸管が短くなります。この現象も、巾着袋をイメージすれば理解できます。普通の巾着袋の場合、口を締めているのは1本のひもですが、実物は子宮頸管です。子宮頸管とは「ちくわ」のような形をしていますから、ひもの代わりに長さが5㎝ぐらいのゴム製の「ちくわ」が、巾着袋に付いていると思ってください。その「ちくわ」がキュッと引き締まっているのが正常で、逆さまにしても袋の中身は落ちてきません。でも、袋の本体を広げるように引っ張ると、締まっていた「ちくわ」が、本体に近い方から広げられ、締まっている範囲が短くなっていきます。つまり、子宮頸管が短くなるのです。

こんなふうにして、ゆるんだ骨盤が子宮口をもゆるませてしまうのではないか。私はそう考えています。そして子宮口のゆるみが切迫早産につながる。だから、トコちゃんベルトを着用して、骨盤が締まると内子宮口も締まって、切迫早産の予防や治療につながるのです。

早産になりやすい「低位胎盤・前置胎盤」が増えている

このメカニズムは、現時点ではまだ仮説です。でもこのように考えると納得がいく点が、ほかにもあります。それが、低位胎盤と前置胎盤の増加です。

受精卵は一般に、子宮口から離れた子宮の奥の方に着床します。そして胎盤もそのあたりにできる。これなら分娩時に胎盤が邪魔にならないので安心ですが、時おりもっと出口に近い場所に胎盤ができてしまうことがあります。胎盤が子宮口から5㎝未満の位置にできた場合を低位胎盤、胎盤が子宮口にかかってしまった場合を前置胎盤といいます。前置胎盤になると自然分娩が難しく、帝王切開になってしまうケースが多い。流産や切迫早産になりやすく、分娩時の出血量も多いので、ハイリスク状態の妊娠といえます。

この低位胎盤と前置胎盤が、最近、増えているのです。これは私だけの実感ではありません。出産数の多い病院で働く助産師にたずねると、「増えている」と答える人がこの3年ほどで急増しています。また、従来は低位胎盤や前置胎盤は、出産経験のある経産婦に多いといわれていたのですが、現場の助産師たちは口をそろえて「今では経産婦と初産婦に差はない」と答えます。つまり、初めて妊娠する人の低位胎盤や前置胎盤が増えているのです。

そしてそういう人の恥骨を触診すると、ほぼ100％、恥骨結合上端部角（PSA）が開いています。骨盤がゆるんでいるのです。「骨盤のゆるみ」→「低い位置に着床しやすい」という

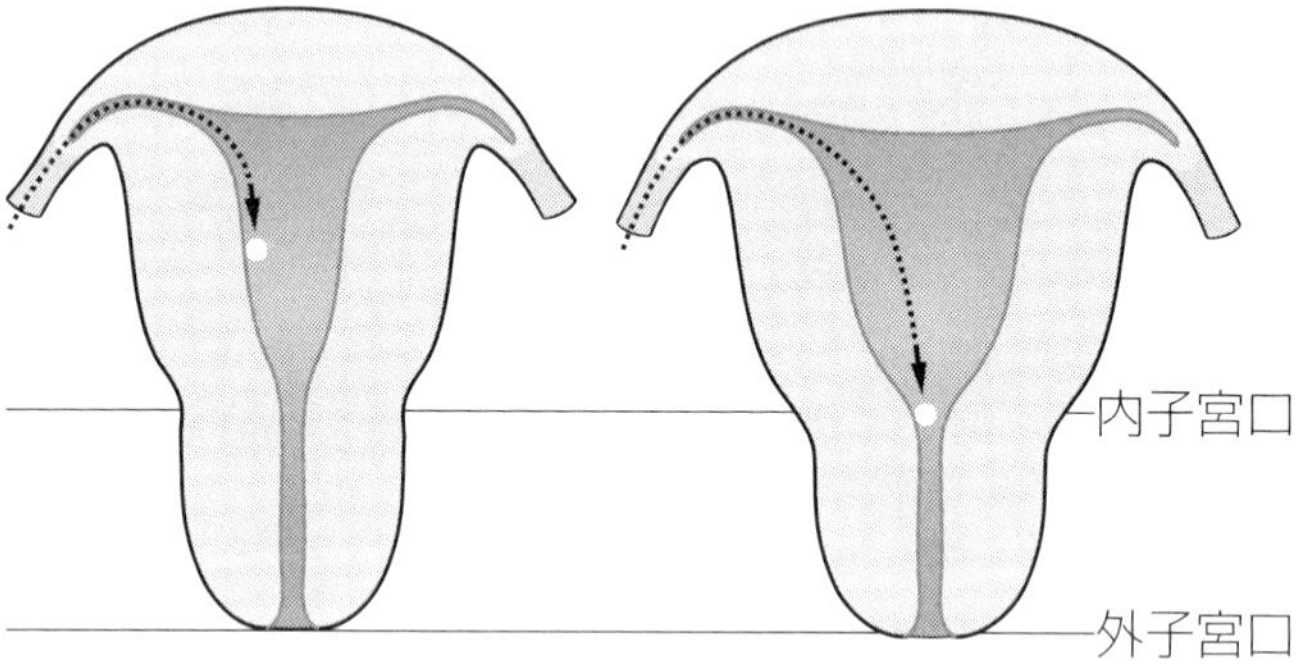

正常な着床位置は子宮の上部

子宮が広がると低い位置に着床し、前置胎盤や低位胎盤に

イラスト26　前置胎盤と低位胎盤は骨盤のゆるみが原因で増えている？

関係が成り立つわけです。

この関係も、先ほどの「巾着袋仮説」で説明できます。骨盤がゆるんで子宮が四方から引っ張られることで、内側の空間が広がるからです（イラスト25・26）。子宮の内腔が広がれば、受精卵は途中で引っかかることなく転げ落ち、低い位置に着床しやすくなるのも当然でしょう。

骨盤がゆるんで広がることで、子宮口や子宮本体も広がってしまう。これが妊娠・出産のリスクを高めているのです。

ゆがんだ骨盤が不妊を招くワケ

次は不妊の話です。

先ほどＮＨＫの人気テレビ番組のことを書きましたが、この番組は一方で、素晴らしい内容も放送しています。２０１１年11月、これまで誰も目にしたことのないような繊細な子宮の動きを、動画で鮮やかに見せてくれました。

映像を提供したのは、京都大学の放射線診断科のチーム。ＭＲＩで子宮を連続撮影し、ちょうどパラパラマンガのようにつなげて再生します。すると、子宮が動いているることが見えてきたのです！　体を縦に切った断面画像で、子宮はちょうどスポイトのゴム部分のような形に見えるのですが、このスポイトが、まさに口（膣側）から何かを吸い込もうとして動いているのです。

撮影をした医師の説明によると、この動きは月経周期の中で、排卵の前後だけに起こるのだそうです。排卵前後とは、つまり受精しやすいタイミングということ。この時期は受精を成功させるため、膣のほうから上がってくる精子を受け入れようとして、子宮は懸命に「吸い込む動き」をしているのです。その後、着床の時期になると、子宮の動きは収まります。着床のためには、子宮が静かに止まっている方がいいのですね。そして着床が成されず月経になったとき、子宮は一転して「排出する動き」をするというのです。

あまりに見事な、理にかなった動きを見せる子宮の姿に、私はすっかり見とれてしまいました。子宮って本当に素晴らしい！

と同時に、骨盤がゆがんだ人はなぜ妊娠しにくいのか、その理由も、この動画から理解できたように思いました。骨盤がゆがむことで、おそらくこの「精子を吸い込む動き」が抑えられてしまうのです。

ここまで何度も、骨盤がゆるむと内臓が下垂するという話を紹介しました。胃や腸、肝臓などの重さで、子宮が圧迫されるわけです。すると子宮への血流が乏しくなり、子宮は冷えて固まってしまう。

そんな状態の子宮に、こういう微妙な動きができるでしょうか。子宮は筋肉でできた臓器です。筋肉が冷えて圧迫されて固まるとどうなるか。普通の筋肉（骨格筋）が固まる現象なら、みなさんも経験があると思います。冷たい板張りの床に長時間正座して、足の筋肉がすっかり冷えてしびれて固まったような状況です。そんなときに「足の指をゆっくり動かして」などといわれても、なかなか思うように動かないですね。冷えて固まった筋肉は動きにくい。それは子宮も一緒です。内臓の動きは普段、自覚できませんが、圧迫されて血の巡りが悪くなった内臓は、しびれた足のように、動きが鈍ってしまうに違いないのです。

ほかの原因も考えられます。子宮につながる神経の問題です。

筋肉を動かす命令を伝えるのは神経の仕事です。神経を通じて脳とつながっているから、子宮は正常に動くことができる。これは子宮に限らず、心臓や胃、血管など、筋肉でできている器官の基本的なしくみといえます。

子宮を動かす神経のルートは、脳から脊椎の中を通り、仙骨まで下ったところで外に出て、子宮まで伸びています。この神経が正常に働くことで、先ほどお話ししたような、見事な子宮の動きが実現されるわけです。

仙骨から出てくる神経は、仙骨孔と呼ばれる小さな穴を通ります。ところが、仙骨が飛び出たりねじれるようにゆがむと、仙骨孔の部分で神経がむくみや凝りで圧迫されるのです。すると、神経の働き自体が低下してしまうのです。それで子宮の動きが悪くなる。これもまた、不妊を招く要因のひとつと考えられます。

いずれにせよ、子宮は妊娠しやすいように、排卵の時期になると精子を吸い込むような微妙な動きをしているのです。この動きが鈍っていると妊娠しにくくなることは、想像できますよね。でも通常の不妊検査は、子宮や卵管の形状やホルモン量や遺伝子の相性などを調べますが、こういう子宮の機能までは調べられません。通常行われている検査では把握できないこういったメカニズムによって、骨盤のゆがみが妊娠しにくい子宮を作り出している可能性があるのです。

産まれてくる赤ちゃんを「産道」がガイドする

最後に、産道のお話をします。

産道は、出産時に赤ちゃんが外へ出て行く通り道。子宮口から膣へと抜けるルートは、骨盤の内側の管＝骨盤輪のトンネルをくぐっています。

前の章で、女性の骨盤輪は本来、上から見ると横長が正常、というお話をしました。この形が実は、出産時に大切な役割をするのです。

赤ちゃんは通常、子宮の中で頭を下にしています。赤ちゃんの頭部は、左右より前後が長い縦長です。骨盤輪が横長であれば、管の形がガイドになって、赤ちゃんは自然と横を向きます。しかも頭の一番狭い周囲で通れるように、あごを引いて、後頭部から骨盤輪に進入します。この姿勢になることが、安産のためにとても重要なのです。

私は助産師向けセミナーでよく、こんなふうに話をします。

「ラグビーでも相撲でも、全力で突撃するときは必ず、あごを引くでしょう。その姿勢がもっとも自分の首を傷めにくいから。赤ちゃんも同じ。赤ちゃんは狭く険しい産道を突き進んで、外の世界に出て行こうとしているんです。そのため狭い骨盤の入り口では、赤ちゃんが自然とあごを引くんです」

それだけではありません。横向きである程度下へ進んだ赤ちゃんは、今度は仙骨内側のカーブをガイドにして体を90度回旋させ、お母さんの背中の方に顔を向けます。それは骨盤の出口は縦長の楕円形なので、90度回旋しないことには出られないからです。このときも、先頭で進んできた後頭部から前頭部までの形と、尾骨から仙骨の内側がぴたりと一致することで、上手く回れるのです。この状態からもう少し進むと、外から赤ちゃんの髪の毛が見えてきます。

そして最後は肩を出すために、赤ちゃんは再度、体を90度回旋させます。再び横向きに戻って、ついに産まれてくることができるのです。

産道という狭いルートを通り抜けるために、赤ちゃんは何度も体を回旋させる必要があります。このとき、骨盤の内側の形状が、赤ちゃんのガイド役になっているのです。まるでねじ穴にはまったねじが回転しながらスムーズに進むように、骨盤の形と赤ちゃんの体はぴったりとかみ合いながら、母体と胎児の共同作業で産まれ出てくるのです。

インターネットの動画サイト「YouTube」に、出産時の赤ちゃんの動きがよくわかる、すばらしいＣＧ映像があります。「Vaginal Childbirth（Birth)」というタイトルです（http://www.youtube.com/watch?v=duPxBXN4qMg）。ぜひ一度、見てください。これを見れば、女性の骨盤がいかに精妙にデザインされたものか理解できると思います。

ゆがんだ産道が赤ちゃんの首をゆがめる

これで、どうしてゆがんだ骨盤が問題なのかもおわかりでしょう。横長になっていない類人猿型の骨盤だと、赤ちゃんがあごを引く突入姿勢にならず、あごを上げた上目使いのまま、産道を降りてしまう。すると、大きな頭周囲で骨盤を通り抜けなければならなくなるため、途中で引っかかって、進むに進めなくなることが多いのです。

タートルネックのセーターを着るときは、後ろ頭から着て、あごから脱ぐと楽に着脱できます。でも、額から着ようとしても着られず、後ろ頭から脱ごうとしても脱げません。これと同じなのです。また、仙骨が外に飛び出ているゆがんだ骨盤では、仙骨のガイドが機能しないので、回旋がうまくいきません。するとやはり、途中で引っかかってしまうのです。

まして、子宮と膣の間が折れ曲がっている前傾前屈子宮ではどうなると思いますか？　赤ちゃんはこの不自然に曲がった産道を通らなくてはいけないのです。途中で、首を横にかしげた姿勢になってしまいます。引っ掛かって通れないことが多いし、仮に通過できても、首の骨（頸椎）に大変な負担がかかります。

途中で引っ掛かった場合、お産の現場では、赤ちゃんの頭を鉗子《かんし》で挟んだり、吸盤で吸い付けて、引っ張りだします（それでもだめなら帝王切開です）。緊急事態のやむを得ない処置ではありますが、引っ張ることで頸椎にさらなる負担が加わります。

真っすぐでゆがみのない産道を、あごを引いた姿勢で降りてきた赤ちゃんなら、膣から最初に出てくるのは後頭部です。この場合、ここに吸盤をつけて引っ張っても、頸椎には真っすぐな力がかかるため、そうそうずれることはありません。でも産道がゆがんだり曲がったりして、赤ちゃんがあごを上げていると、頭頂部〜前頭部が最初に出てきて、しかも、この場合はたいてい首をかしげています。ここに吸盤をつけて引っ張ると、頸椎に斜めの力が加わるので、簡単に骨がずれて亜脱臼（完全ではない脱臼）になります。すると、なんとか産まれてきたとしても、赤ちゃんは首が思うように回らず、あごを上げて左右どちらかを向いて、反り返ります。

帝王切開なら大丈夫？　いいえ、残念ながらそうではない。帝王切開の手術は、最近、術後の傷跡を目立たせないようにという配慮から、切開の長さをできるだけ小さくする傾向があるのです。そういう小さな切り口から赤ちゃんをとり出すにはどうするか？　やはり、吸盤を付けてねじりながら引っ張り出すか、術者の人差し指と中指で首を挟んで、ねじりながら引っ張り出すことが多いのです。これをやると、やはり頸椎の亜脱臼が起きやすいのです。

斜め上を向いたまま首が固まった赤ちゃんの姿勢を、小児科医療関係者はよく「スターライト・ビュー・ポジション」と呼んでいます。日本語に訳すと「星の光を見る姿勢」。名前はロマンチックですが、赤ちゃんはとてもそんな気分ではないでしょう。首が苦しくて泣き続けます。

頸椎をきちんと整えないと、首回りの血流や神経の働きが鈍くなり、この先さまざまなトラブルの元になります。でも産科医も小児科医も、頸椎のずれをほとんど問題視していません。

それどころか、最近の産婦人科医や助産師の中には、「骨盤がゆるんでいる方が、産道が広いから、赤ちゃんが出やすい」などと、堂々といっている人さえいます。赤ちゃんの回旋は4種類あるのに、十把一絡げで「回旋異常」と言い「回旋異常でも骨盤が広いから生まれる」などと発言している。本当に赤ちゃんの回旋を観察しているのか？　と問いただしたい気分です。

そんな中、首の問題が「新型うつ病」の原因と主張する医師が現れました。松井孝嘉・東京脳神経センター理事長（脳神経外科）です。従来のうつ病とはタイプが異なる「新型うつ病」が精神科医の間でも注目されていると、最近よく耳にしますね。松井さんは「この病気は精神病ではなく、頸性神経筋症候群という首の病気であり、首の治療をすれば治せる。毎年３万人超の自殺者の多くはこの病気であり、早期の対応が必要」と訴えています。そして、２０１１年12月に「日本新型うつ病学会」が発足し、松井さんが理事長に就任しました。

私のところにも、肩こり、首の痛み、頭痛のために来られる人がかなりいます。その中に、相当なうつ状態に陥っている人もいます。そういう人の首を診ると、間違いなく頸椎がずれています。

そして、首の悪い人の多くは頭がゆがんでいます。これは、新生児期に既に後頭関節（頭と首の間の関節）や頸椎がゆがんでいた証拠です。また、歯並びが悪い人も多く、これは幼児期から頸椎や後頭関節がゆがんでいた証拠です。

つまり、お母さんの骨盤がきれいに整っていなければ、赤ちゃんの首の骨に異常をきたし、後年、「新型うつ病」になる可能性があることを示唆しています。実際、すでにそういう人が大人になって、自分が妊娠・出産に臨んでいるのです。先日、産後のうつ病で入院している人が施術に来られたのですが、今日、「施術を受けたあと劇的に楽になり、退院できた」とのツイートが届きました。

「新型うつ病」「職場うつ」と病名をもらっている若者がどんどん増え、ちょっと見ただけでは病人とは見えないのに生活保護で暮らしている若者が増えたら、日本はどうなるのでしょう？　抜本的対策としては、ただ一つ。首の悪い子どもを産まないよう、骨盤ケアが必要だと、私は言いたいのです。

安産できる産道は、横長に引き締まった骨盤の賜物。この産道が、赤ちゃんの体をスムーズにガイドし、安全にゆがませずに外の世界へ送り出すのです。骨盤ケアはいい産道づくりであり、いい赤ちゃんづくりなのです。

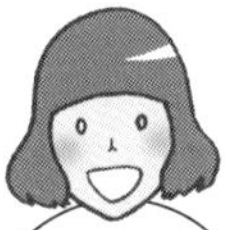

第4章

骨盤だけじゃない、「背骨」もゆがんでいる

背骨のS字状カーブが消えてしまった！

ここまで骨盤のゆがみを中心にお話ししてきましたが、この章では背骨に注目します。背骨のゆがみもまた、現代女性の体が抱える、大きな問題なのです。

背骨を1本の棒のようなものと思っている人はいませんか？　そうではありませんよ。首からお尻までの間に、椎骨という小さな骨が重なっています（イラスト27）。首の部分の7個が頸椎、胸の12個が胸椎、腰の高さの5個が腰椎。腰椎の下には仙骨と尾骨がつながっています。骨と骨の隙間には椎間板という柔らかい組織がはさまっているので、前後、左右、ねじれなどの方向にある程度動くことができます。だから私たちは、体を前後左右へ自由に曲げられるわけです。

よく、姿勢の悪い人に向かって「背すじを伸ばしなさい」といいます。だから、背骨は真っすぐ伸びているのがいいと思っていたかもしれませんが、それは違います。人間の背骨は、全体が緩やかなS字状を描くようにカーブしているのが、ゆがみのない本来の姿。というのも、人間は2本足で立つ生き物なので、頭や上半身の重さをすべて、背骨で支える必要があります。背骨が棒のように真っすぐだと、歩いたり跳ねたりしたときの衝撃を吸収できませんね。衝撃をクッションのように受け止めるには、背骨が緩やかにカーブしている必要がある。そういう事情から、人類は進化の過程で、2本足で立って歩けるようになったのとあわせて、S字状の背骨を身につけたのです。

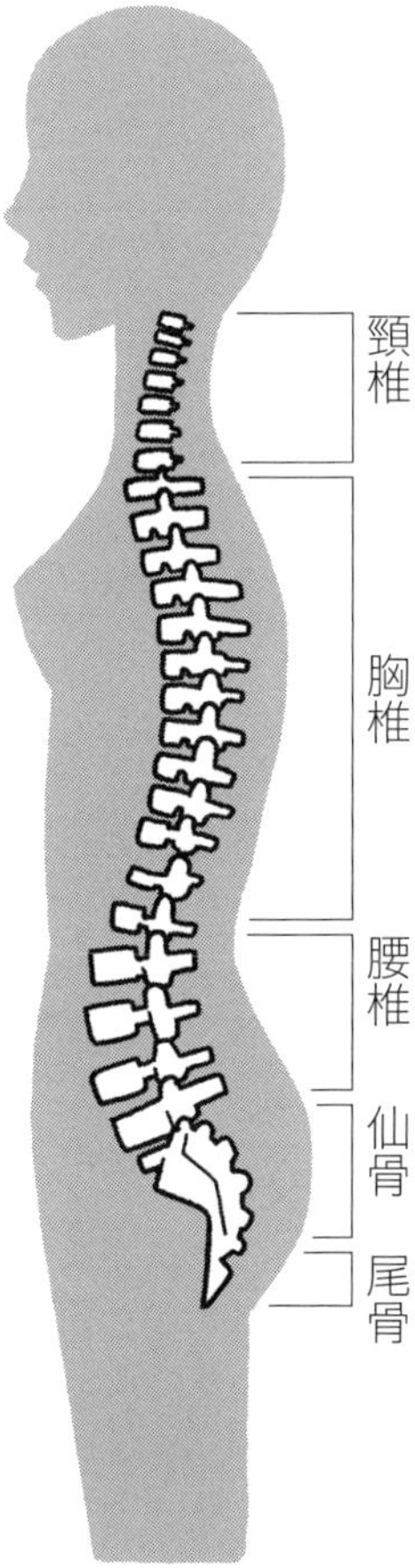

イラスト27　背骨は椎骨という小さな骨が重なっている

細かくいうと、頸椎は前にせり出す前カーブです。その下の胸椎は逆に、後ろへせり出す後カーブで、腰椎は再び前カーブ。仙骨と尾骨は後カーブ。だから実際には、S字が2つくっついた4連続カーブ。道路も背骨も、このようなカーブは「S字状カーブ」と呼ばれています。

ところが最近は、このカーブの曲がりが弱くて、不自然に真っすぐな背中の人が多いのです。こんな背中は「フラットバック」と呼ばれています。真っすぐに伸びた状態で、背骨周りの筋肉や靭帯が凝り固まっているのです。

背骨のS字状カーブは、人間という生き物の骨格が持つ最も基本的な特徴ですから、それが崩れていると聞くと驚く人もいるでしょう。体のことに詳しい人ほど「そんな馬鹿な」と思うでしょうね。気持ちはわかります。でも一番驚いているのは、実際にたくさんの人の体をみている私自身です。類人猿型骨盤もそうですが、人間として本来の骨格の形から、明らかに外れてしまっている人が増えていると感じます。

ここで再び、みなさんの体をチェックしてみましょう。今度のチェックポイントは、背骨のカーブです。やることは簡単。頭の上で両手をパンとたたくだけです（イラスト28）。

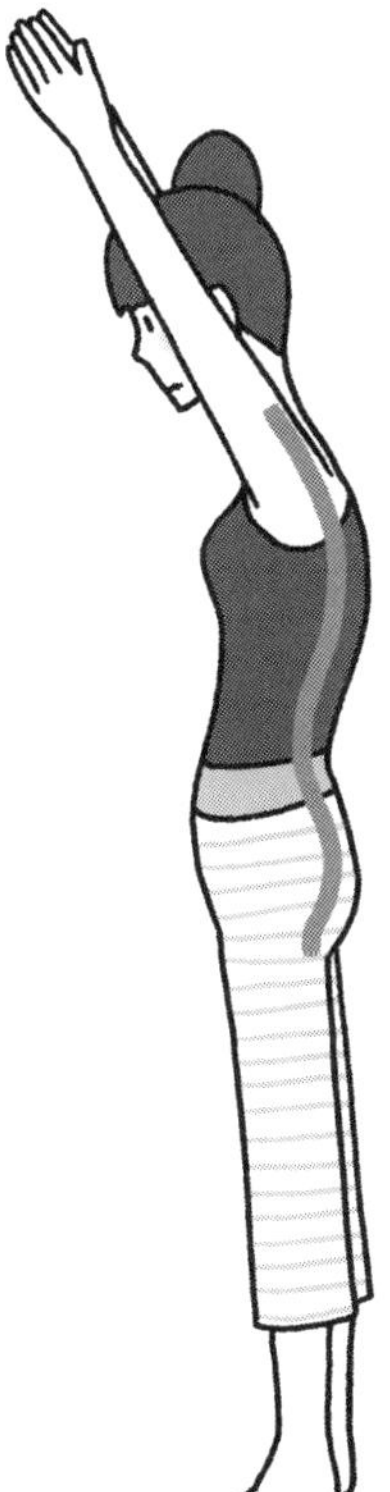

イラスト 29　真上にあがっていますか
真っすぐにあがっているかどうか、家族や友人に見てもらうとわかりやすい。

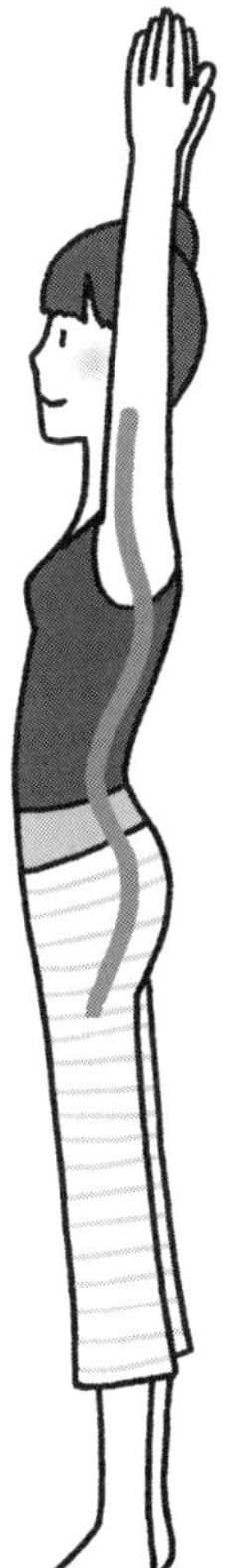

イラスト 28　頭上でパンと手をたたく
真っすぐに立つ。両手を伸ばして頭上に持ち上げ、ひじを伸ばしたまま、頭の上で手の平をパンとたたく。

このチェックで大事なのは、手の平が合わさった場所です。頭の真上でたたけましたか？　自分ではそのつもりでも、横から見ると斜め前方あたりになっている人がかなり多いはず。もう一度、本当に頭の真上でたたくことを意識して、やってみてください。ひじを曲げたらだめですよ。

背骨が十分にしなやかなら、たたいたときに二の腕が自然と耳の後ろあたりに触れます。ここまでいけば立派です。そこまではいかなくても、二の腕が耳に触れれば一応ＯＫ。あなたの手はほぼ真上に上がっています。でもかなりの人が、耳に触れるところまでもいかないのではないでしょうか。家族や友人に横から見てもらえれば、より正確に判定できます（イラスト29）。

これができなかった人は、フラットバックで背骨が固まっている可能性が高いです。２章で試した「片足抱えの起き上がり」も、うまくいかなかったのではありませんか？

赤ちゃんの背骨はC型

そもそも背骨のS字状カーブは、どうやって作られるのでしょうか。それを理解するために、お母さんの子宮の中にいるときまでさかのぼってみましょう。

ここでは昔から多数派で、正常とされていた姿勢や背骨の発達について書きます。子宮の中の赤ちゃんは、背中を丸めた姿勢です。このときの背骨はCの字のように丸くなっています。出産直後の赤ちゃんも一緒。この姿勢が心地よいのです。

生後3カ月ころになると、首の筋肉が徐々に成長して強くなり、腹ばい姿勢から頭をしっかり持ち上げ続けられるようになります。仰向けの赤ちゃんの手を持って起こすと、最初、頭は垂れ下がっています。徐々に起こしていって、背中が45度になった時に、赤ちゃんが頭を起こすようになったら、「首が据わった」と言います。この時期に、首の部分の背骨は、安定した前カーブになります。

7カ月ころになると、今度は背中から腰にかけての筋肉が強くなって、一人でお座りができるようになります。1歳ころになると一人立ちし、やがて歩けるようになります。腰の背骨の前カーブは、しっかり歩けるようになった頃から現れ始めますが、10歳頃にならないと、強く安定しないようです。

背骨のS字状カーブのでき上がり方には諸説があり、どれが正しいのかよくわからないまま現代に至り、S字状カーブが弱い若者が多数派になってしまったように思います。

でも、「背骨がS字状になっていくには、首や背中の筋肉がきちんと発達する必要がある」ということは間違いないようです。骨盤が横長に育っていくのと一緒で、筋肉の成長の結果として椎骨の配列が整い、赤ちゃんから子供へ、そして大人の背骨へと徐々に育っていくわけです。

では、何が筋肉の順調な成長を妨げるのか？　一番の問題は、赤ちゃんを寝かせる姿勢だろうと私は考えています。

生まれた直後の赤ちゃんの背骨はC型が理想的です。まずはこの丸い姿勢を保ってあげるのが、赤ちゃんにとって心地よく、背中の筋肉にも負担がかかりません。

昔、日本人のほとんどは「いじこ」という丸いかごや桶に赤ちゃんを寝かせていました。この中に寝かしつけて畑や田んぼに持っていき、農作業をする親の目が届くあぜ道などに置いていたのです。こんな寝姿勢が、赤ちゃんにとって最適。実際、「いじこ」を参考に、クッションなどを使って赤ちゃんの体が丸くなるように寝かせると、ぐずっていた赤ちゃんもすぐご機嫌になりますよ。ベビースリングも、うまく使えば背中が自然に丸くなりますから、とてもいいのです。でも、うまく使えないお母さん達が増えているので、この頃は街で見かけることが減ってきました。

心地いい姿勢なら、赤ちゃんはストレスなくのびのびと体を動かせます。一見、もぞもぞしているだけに見えますが、そうやって体中を動かしながら、少しずつ筋肉が育っていくのです。

でも現代の育児では、赤ちゃんを平らで固いベビーベッドに寝かせます。みなさんが赤ちゃんだったときも、おそらくそういうベッドに寝かされたでしょう。丸くなりたい体をフラットに伸ばすので、赤ちゃんは居心地が悪いし、体のバランスもとりにくい。仕方なく、顔をどちらかに向けてバランスをとります。この姿勢が続くと、頭の形が変形して「向き癖」がついてしまいます。背骨も常に一方にねじっているわけですから、ねじれた状態で凝ってしまう。凝ってしまった筋肉は伸縮できませんね。

だから筋肉がうまく発達せず、S字状カーブができない原因となるのです。

S字状カーブを育てる「はいはい」と「ぞうきんがけ」

次のステップが、はいはい。首が据わって頭を持ち上げられるようになった赤ちゃんは、好奇心の趣くままにはいはいで動き回ります。これが、背中や腰の筋肉を自然に発達させるのです。体の成長は本当にうまくできていますね。ちょうどいいタイミングで、赤ちゃんははいはいしたくなるようになっているのです。そして、いっぱいはいはいすることで、筋肉がしっかり育ち、赤ちゃんは自然と立ち上がるのです。

だから、はいはいをできるだけたくさんさせてあげてください。赤ちゃんが立ち上がる姿を早く見たい親御さんの気持ちはわかりますが、急がせてもいいことは何一つありません。体の準備が十分に整えば、放っておいても自然に立つのです。

ところが、今30～40代の人は、立ち上がる前に歩行器を使って育てられた人が多いのですよ。当時、子育て中のお母さんの間で大流行したのです。ですが、これを使うと赤ちゃんははいはいできないので、背中や腰の筋肉の成長をかえって妨げてしまう。まだ筋肉が未熟なうちに体を縦にするのですから、背骨周りの筋肉に過剰な負担がかかります。すると筋肉が凝り固まって動かなくなり、ますます発達が妨げられる。結果としてS字状カーブもうまくできないのです。

もう少し大きくなってからでも、背中の筋肉はまだまだ発育途上です。小学生のころ、みなさんは学校で、床のぞうきんがけをしましたか？ 私が子供のころは毎日、長い廊下や講堂の隅々まで、拭き掃除をさせられました。あのぞうきんがけの姿勢は、はいはいと同じような姿ですから、背骨のカーブを作るのに最適です。当時はいやで仕方がなかったですが、今はそのおかげでいい背骨が作られたのだと、感謝しています。ほんまですよ（笑）。

でも、今30代ぐらいの女性に聞くと、学校の掃除はモップがけ中心で、ぞうきんがけはほとんどしなかったと答える人ばかりです。それどころか最近は、清掃業者が入って子供に掃除をさせない学校もあるという。筋肉をきちんと成長させる機会が、年々減っているのです。残念な話です。

フラットバックの人は呼吸が浅い

さて、そろそろ先ほどのチェックの種明かしをしましょうか。頭の上で手をたたくことが、どうして背骨のカーブと関係あるのか。

あの動作は、背中の肩甲骨の動きをチェックしているのです。両手を頭の真上で合わせるには、肩甲骨が左右に大きく動く必要があります。肩甲骨の動きが悪ければ、腕が斜め前方までしか上がりません。

そして肩甲骨の動きは、背中の筋肉、特に肩甲骨の間にある筋肉群の凝り具合と連動しています。フラットバックで背中が凝り固まっている人ほど、肩甲骨の動きが悪く、腕が真っすぐ上に上がらないのです。

ただでさえ今の生活は、パソコンや携帯電話などをながめる時間が長くて、首や背中の筋肉が凝り固まりがち。ああいう機器の画面を見つめるときは、首だけ前につき出した姿勢になりやすいので、頭の重さが首や背中の筋肉に集中するのです。このあたりの筋肉の発達がもともとよくないフラットバックの人には、酷な姿勢といえます。だからますます背中が凝り固まってしまう。

そして、フラットバックの人は側彎になりやすいという傾向もあります。側彎（正確には脊椎側彎症）は、背骨が横に曲がってしまうこと。医学的には原因不明といわれていますが、私はこれを、正常なS字状カーブが弱くなったことの代償的な現象だと考えています。というのも、真っすぐな背骨では体にかかる衝撃を吸収できないのですから。体は仕方なく横向きのカーブを作って、体への衝撃を和らげているのだと思います。

さらにもうひとつ、フラットバックの特徴的な症状があります。呼吸が浅くて、ひと息が長く続かないのです。

肩甲骨のあたりにある背骨（胸椎）は、肋骨とつながっています。接続する部分が関節になっていて、肋骨は上下に大きく動けるようになっています。肋骨が持ち上がると、胸郭が膨らんで肺に息が吸い込まれ、下がると息が吐き出される。肋骨の動きが、呼吸の深さを決めているのですね。

フラットバックの人は、ちょうどこの関節の周りが固まっているわけです。だから肋骨が下がったままで動きが悪い。それで呼吸が浅くなってしまうのです。
そこで、もうひとつチェックをやってみましょう。「寿限無」という落語を知っていますか？　詳しく知らない人でも、何やら長い名前が出てくることぐらいは聞いたことがあるでしょう。あの名前をひと息でいえるかどうか、トライしてみましょう。もちろん、うんと早口で唱えてけっこうです。もしひと息で最後までいけたら、また最初に戻って、息が続く限り繰り返してください。

寿限無《じゅげむ》、寿限無《じゅげむ》
五劫《ごこう》の擦《す》り切《き》れ
海砂利《かいじゃり》水魚《すいぎょ》の　水行末《すいぎょうまつ》　雲来末《うんらいまつ》　風来末《ふうらいまつ》
食《く》う寝《ね》る処《ところ》に住《す》む処《ところ》
やぶら小路《こうじ》のぶら柑子《こうじ》
パイポパイポ　パイポのシューリンガン
シューリンガンのグーリンダイ
グーリンダイのポンポコピーの

ポンポコナーの　長久命《ちょうきゅうめい》の長助《ちょうすけ》

実はこれ、太極拳の先生が「一息で2回、いえるよう練習してください」といわれたのですが、そのときすぐに2回いえたのは私だけ。他の人は覚えてもないので全くダメでした。みなさんはどうですか？　ぜひ、2回はひと息でいえるよう、目指してくださいね。ちなみに、私は息が人一倍長く、頑張ればひと息で4回いえます。そこまで息が続く人は男性でもめったにいません。密かな自慢です（笑）。

肋骨の動きが固まっていると、見た目には胸郭が狭くすぼまり、胸板が薄くなります。すると、胸郭の中のスペースが狭くなりますから、肝臓や胃が下に押し下げられ、さらに下の腸や子宮を圧迫する。骨盤にも上からの力がかかりますから、ゆるみやゆがみが一層ひどくなる——。背骨のゆがみはこんなふうにして、骨盤のゆがみとも結びつきながら、子宮をゆがめています。いい赤ちゃんを産める体になるには、背骨を整えるケアも必要なのです。

フラットバックを解消するお遊戯体操

では、フラットバックの背骨周りをほぐす体操も紹介しておきましょう。これは幼稚園や保育所でするお遊戯をヒントに考えた体操。そんなふうにいうと、子供だましのお遊びに思えるかもしれませんが、昔ながらの子供のお遊戯や手遊びは、体のゆがみを整え、丈夫な体を育てる知恵の凝縮です。だから、大人がやっても十分、役に立つのです。

この体操は、子供たちと一緒にやるときは、「きらきら手は下に」の歌に合わせて手を動かします（イラスト30）。

コツは、手のひらを返して外に向けるとき、手先だけではなく、ひじや肩まで一緒にひねること。そうすると、手を返すのに合わせて肩甲骨がぐいっと動くのが感じられます。肩凝りや首凝りの解消にも効きますから、パソコン作業に疲れたとき、合間にやってもいいでしょう。

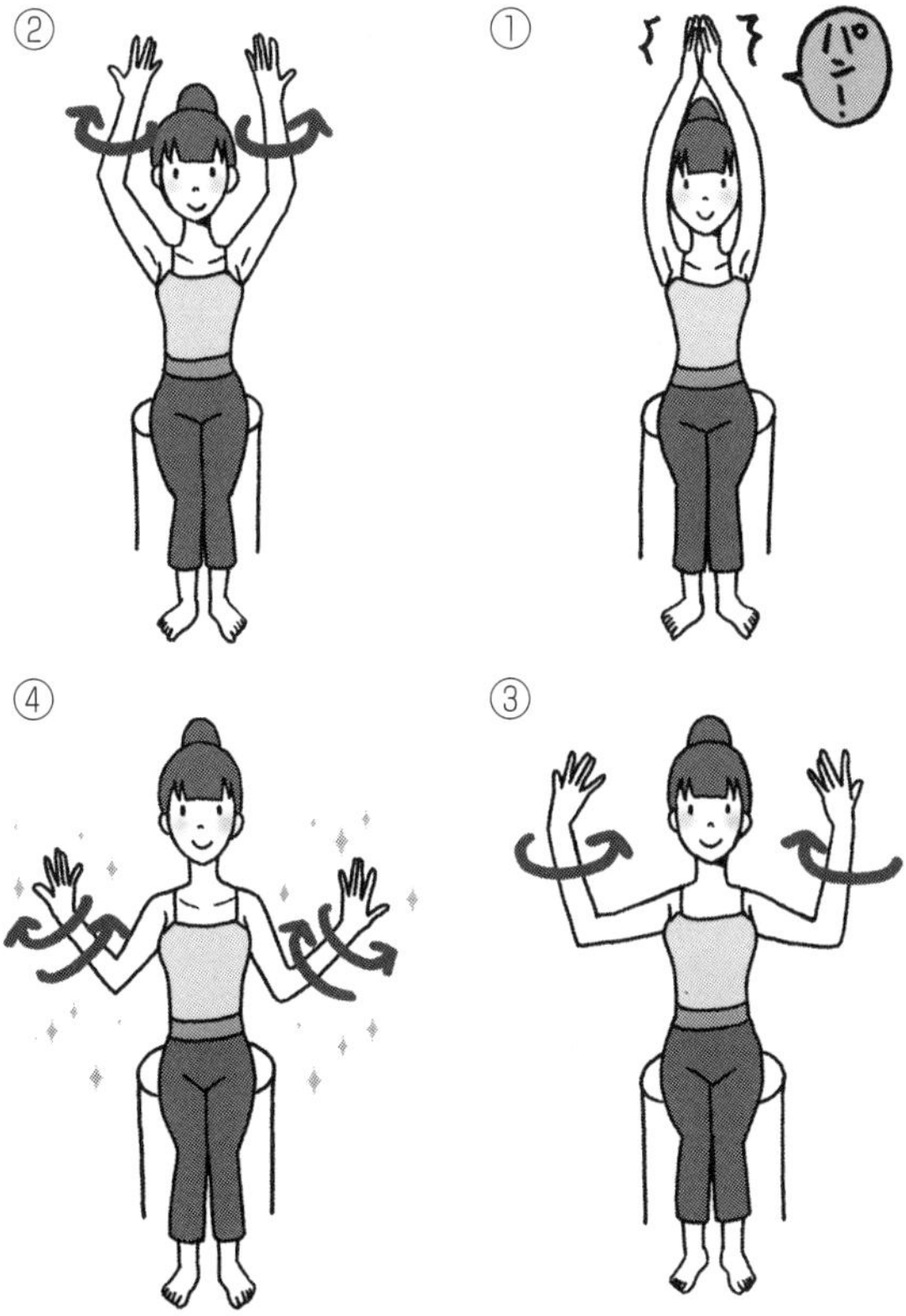

イラスト30　お遊戯体操
①頭の上で両手を「パン」とたたく。
②リズムにのって両手をひねり、「手のひら外向き」「手のひら内向き」を繰り返しながら、手を少しずつ横へ下ろしていく。
③④8回ほどひねって手が下まで降りたら、①にもどる。
これを3～5回ほど繰り返す。

これを何度かやったら、もう一度、頭の上で両手をパンとたたいてみましょう。さっきよりずっとスムーズに、両手が頭上に上がるようになっていませんか。肩甲骨周りがほぐれると、腕がこんなに軽く動くのです。そうしたら今度は、「寿限無」を唱えてみてください。これも、最初の時より楽に、長く、息が続くようになっているはずです。

「蹲踞」のチェックのところでもお話ししましたが、体は、一般に考えられているよりもずっと簡単に変化します。もちろん筋力がアップするまでにはある程度の時間がかかりますが、凝った背骨の周りをほぐすだけなら、こんな簡単な体操を何度か繰り返すだけでも十分に効果があるのです。

そして、凝りがほぐれて深く呼吸できる体になれば、肩甲骨周りの筋肉が普段からよく動いて強くなり、背骨のS字状カーブも徐々にできてくるのです。子供のころに歩行器を使っていたとか、ぞうきんがけなんかしたことがないという人も、あきらめないで。今からでもいい骨盤、いい背骨を作る努力を続けることにより、健康な体、元気な子どもを産める体になれるのです。

フラットバックの人は二の腕が太い

ここで、耳寄りな情報をひとつお話ししましょうか。骨盤ケアは、スタイルアップの意味からも、とても有効なのですよ。

61ページのイラスト12をもう一度見てください。安産体型と、「尖り腹」の妊婦さんが並んでいるイラストです。お腹の形や胸の厚さの違いはすぐに目に付くと思いますが、この2人の体型にはもうひとつ、微妙な違いがあります。わかりますか？

実は、フラットバックで尖り腹になる人は、二の腕が太いのです。

フラットバックの人は背中の筋肉が凝り固まっていて、肩甲骨の動きが悪いのでしたね。そして、二の腕の裏側の筋肉（上腕三頭筋）は、肩甲骨と連結しています。だから肩甲骨の動きが悪ければ、この筋肉もあまり動かないのです。すると、二の腕の裏側の血流が悪くなって、むくんだり、脂肪が蓄積しやすくなるのです。

二の腕の裏側は、俗に「振り袖」と呼ばれる、たるみやすい場所。ノースリーブを着ると目立つので、引き締めたいと思っている人も多いと思います。私が見る限り、ここを気にしている人はみんな、胸板の薄いフラットバック体型です。この体型は二の腕の筋肉の動きが悪いので、たるみやすいのですよ。

また胸郭が薄いと、バストの位置が下がるので、胸周りがとっても貧相に見えます。いわゆる「垂れ乳」状態です。そして内臓が押し下げられることで、胴体の上の方は薄いのに下腹だけがポコンと飛び出ます。特に食後は、垂れ下がった胃がお腹の下の方でポッコリ飛び出して、何とも格好悪い。このふくらみは、内臓が中からせり出しているので、カロリーを減らすダイエットをしても凹みません。スタイルの面から見ても、フラットバックはマイナスだらけです。

肩甲骨周りをほぐして胸郭の厚みが出てくれば、二の腕がスッキリ、胸はバストアップし、下腹がスッキリ引き締まります。こんないいことはないでしょう?

さまざまな不調を招く「背骨の亜脱臼」

背骨のゆがみは、フラットバックだけではありません。「亜脱臼」というちょっと怖い現象があります。全身のさまざまな不調を招くもとになるので、もしあなたが、慢性的な頭痛やめまい、手足の冷えやしびれといった不調を抱えているのなら、背骨に亜脱臼が起きている可能性が高いです。

背骨の椎骨の中心には大きな穴があいており、脳から仙骨までを貫くトンネルのような構造になっています。このトンネルが、脳から全身へ伸びる神経の通り道。神経は、脳を起点としてトンネルの中をある程度下ったあと、目的地のそばで椎骨と椎骨の間から外へ伸びます。そこから筋肉や内臓などの目的地へつながるのです。

神経が背骨の外に出るところは、骨のすき間に穴があいていて、椎間孔と呼ばれます。通常、直径1cmにもならないほどの小さな穴に、神経のほか、血管やリンパ管も通っているので、かなりぎゅうぎゅう詰め状態です。

さて、整体のサロンで施術を受けに来た人の椎骨をひとつひとつチェックしていくと、椎骨が全体の並びの中からはみ出るように、ポコッとずれているところが見つかります。特に症状を起こさない「見かけだけのゆがみ」ならいいのですが、こういうずれの中に、しばしば亜脱臼があるのです。

見かけのゆがみとは、右利き、左利き、に伴って椎骨が少しずれたり、首や骨盤のずれの間で、バランスを取るためにできるもの。誰でも少なくとも1カ所は持っています。これはよほどひどくならない限り症状は現れません。

問題なのは亜脱臼で、周囲の筋肉が凝り固まって、骨の動きが消失しています。その結果、椎間孔を通っている神経や血管の働きを悪化させ、付近の臓器や組織などにトラブルを招くのです。

例えば腰椎や仙骨からは、足へ伸びる神経や血管が出ているので、腰椎がずれるとひざが痛んだり、足先が冷えたり、しびれたりします。頸椎がずれると、頸椎の椎間孔を通って頭部や腕につながる神経や血管の働きが乱れ、頭や肩の筋肉が過剰に緊張して頭痛や肩凝りになったり、手先の冷えやしびれが生じます。

胸椎から出ていく神経は、心臓や肺、乳房、肝臓、胃腸などにつながっています。いろんな不調に悩む人の背中を見ると、その臓器を支配する神経の出口付近の胸椎がずれています。例えば、不整脈の人は第一胸椎、乳腺炎や乳癌の人は第六胸椎というふうに。

さらに、頸椎のすぐ前の両脇には、心臓から脳へ酸素と栄養を届ける頸動脈という

とても重要な血管が走っています。この血管はあごの下あたりで二股に分かれていま
す。分かれる前の部分を総頸動脈、分かれたあとの２本が内頸動脈と外頸動脈です。
また、頸椎の横の突起の中を椎骨動脈という血管が走っています。左右の内頸動脈と
椎骨動脈２本ずつ、合計４本のこの動脈が、脳の生命線といえます。

頸椎がずれて周囲がガチガチに凝っていると、これらの血管の流れや神経の働きが
悪くなることがあるのです。すると、頭痛や耳鳴り、吐き気、めまいなどの症状が起
きます。かなり激しい症状が出て、普通の社会生活を送れなくなることだってあるの
です。

私は近年、新幹線や特急列車の車内で３回、気分不良になった人の手当てをしまし
た。２人は、私の斜め前に座っていた人でした。もう１人は隣の車両の人で、車内ア
ナウンスを聞いて駆けつけました。３人とも首は捻じれ固まっていて、首の脈をみる
と、片方の内頸動脈はほとんど触れず。これでは脳に血がまともに届かないでしょ
う。倒れるのも当たり前です。首の動きがよくなるように私が簡単な手技で整えてあ
げたところ、すみやかに顔色が改善し、はっきりと話せるようになりました。

首の動脈の状態は、自分でもチェックできます。内頸動脈をみるのはかなり練習し

ないと難しいのですが、総頸動脈はたいてい誰でも分かります。のど仏の両側に指先を当てると、左右の動脈の拍動が触れますね。これが総頸動脈。もしもこの動脈の強さに著しい左右差があるとか、片側がほとんど触れないという人は、かなり危ない状態かもしれません。最悪の場合、脳梗塞や脳出血に至る危険があると考えられます。195、196ページで紹介する「頸椎ほぐしの腰回し」をしっかりやってください。慢性的な頭痛がある人で、「頸椎ほぐしの腰回し」をやっても脈の左右差がそろわない場合は、一度、脳ドックなどに行って調べてもらうといいでしょう。

胎児時代の姿勢が原因で背骨がずれた？

背骨の亜脱臼はどうして起きるのでしょう。一般には、交通事故や転倒の影響でずれることが多いといわれていますが、私はそれだけではないと思います。だって、そういう事故に遭った人だけがずれるのなら、こんなに多くの人に見られるのはおかしいでしょ？

私は、胎児の時の姿勢や生まれ方、新生児のときの寝かせられ方などが、大きく影響していると思っています。ここまで紹介してきたように、ゆがんだ子宮の中で、首や体を反らせたりぐにゃっとねじったりしたまま、何週間も固まっている赤ちゃんが、たくさんいるのです。

さらに、生まれるときには、ゆがんで曲がった産道を下りてくる。引っ掛かった場合は吸引や鉗子で頭をねじりながら引っ張られる。これで背骨がずれないわけがないでしょう。そうしてずれたまま周りの筋肉が凝り固まり、慢性的な不調の根になっているのです。

おそらく、今この本を読んでいるみなさんの中にも、お母さんのお腹にいたときの姿勢や、出産時にねじりながら引っ張られた影響で、背骨が亜脱臼になった人がいるはず。みなさんと同世代の女性の体に数多く触れてきた経験から、私はそういう確信を持っています。現代ほど多くはなかったにせよ、20～30年ほど前のお母さんたちの中にも、ゆがんだ骨盤の持ち主はかなりいました。そういう環境で胎児時代を過ごし、そういう産道から生まれたことが、背骨のゆがみの始まりと思えるのです。

背骨がゆがんでいると、さまざまな不調が起きます。小さいころからいつもどこか調子が悪くて体が重かったことでしょう。もっとも、生まれたときからその状態なので不調という自覚はあまりなかったかもしれませんが、そういう無自覚のだるさがベースにあると、体を動かすことが苦手になり、筋肉をあまり使わない生活をしてきたことでしょう。だからフラットバックになるし、骨盤が類人猿型のままなのです。

もちろん、衝突などの衝撃で亜脱臼になるケースもありますよ。数年前からセミナーに参加しているT助産師は、いつもめまいと吐き気に悩まされていました。セミナー中30分ごとにトイレに駆け込んで、吐いているような有り様。あまりに頻繁なので頸椎や後頭骨をみると、ひどくゆがんでいて、しかもガチガチ。「何か思い当ることは？」と聞いてみると、子供のころからサッカーをやっていたといいます。歯並びも悪いので、永久歯が生える前からゆがみがあったはず。それプラス、ヘディングを繰り返すうちに、いっそうゆがみ強くなり、しかも、ヘディングの衝撃で、ガチガチに凝り固まってしまったのでしょう。

もう一人、やはり同じように頸椎と後頭骨がゆがんで固まった妊婦さんがいました。妊娠中はリラキシンというホルモンの影響で、靭帯はやわらかくなるはずなのに、その人の靭帯はガチガチのまま。なんとか凝りをゆるめてゆがみがようやく少し整っても、1カ月たつと元のもくあみ。その人も中学生のときにサッカーのクラブチームに入って活躍していました。妊娠中は1～数回施術をすれば良くなる人がほとんどなのに、その人は一進一退を繰り返すだけでした。

これまでサッカーは、女性にとってはあまりポピュラーなスポーツではなかったので、サッカーを頑張ったという女性を、私はあまりみてはいません。でも、首の筋肉が弱い子供のうちから強い衝撃を加えることには、私は賛成できません。なでしこジャパンの活躍で盛り上がっているところに水を差すようで申し訳ないのですが、テレビに映し出されるなでしこの中心選手たちって、とても素晴らしい骨格の持ち主だと、私はいつも感心して見ています。おそらく胎児や乳幼児のころから、ゆがみのない、いい骨格だったはず。ゆがみのない体ならヘディングをしても、ゆがみはできにくいし衝撃にも強い。そんな体だから、あれだけの活躍ができるのだと思います。

筋肉は、動きながら負荷をかければ鍛えられて強くなるものなのです。そう考えると、一般の女性にとっての大敵は、むしろ現代のＩＴ環境でしょう。電車の中などでディスプレイをのぞき込んでいる人の姿を観察してください。首の筋肉が必死になって後ろから頭を引っ張っていなければ、頭が前に落ちてしまうことがわかりますよね。このように首の後ろ側から背中の筋肉が、連日何時間も伸びたまま緊張していると、ひたすら疲労して凝り固まってしまい、しだいに弱っていきます。もともと鍛えられなかったこれらの筋肉が弱るのですから、大変なことなのです。これも、フラットバックを固定化させる大きな要因です。

生まれる前の胎内姿勢から始まって、育った環境、今の生活環境まですべてに、体をゆがませる要因が潜んでいるわけです。そしてゆがんだまま妊娠すると、今度は自分の子供をゆがませてしまう。世代を超えて伝わる、ゆがみの連鎖です。

連鎖を止めるには、今、あなたが骨盤ケアを始めること。それしかないのです。

女性の体には、すばらしい力が宿っている

背骨のゆがみと骨盤のゆがみが重なると、胴体が全体的にぐにゃっとゆがんでしまいます。実際には、こういうケースが圧倒的に多いですね。写真31は整体サロンにやってきた28週の妊婦さんですが、骨盤ケアをする前は、シャツ全体にたくさんのしわ

が入っています。胴体が全体にゆがんでいるので、服が体にフィットしないのです。左の肩甲骨が飛び出て、背骨には軽い側湾がありました。肩の高さや、ウエストラインのくびれ具合にも左右差があります。

こんなふうにゆがんでいる人は、お腹の赤ちゃんの姿勢にも問題が生じることが多いのです。この方はトコちゃんベルトを着用していたのですが、子宮の中の赤ちゃんは18週のときに既に「気をつけ」の姿勢をしていました。でも、産婦人科の担当医は「そのうち曲げるから、大丈夫」と、とても楽観的だったそうです。「胎内でひざを伸

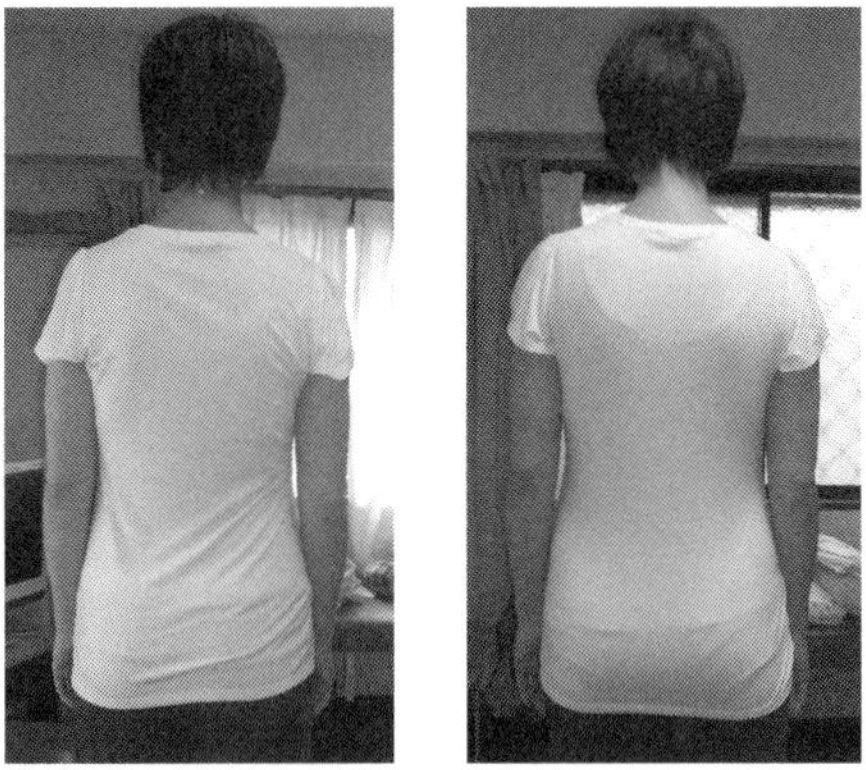

整体サロンにきたとき　　一週間後しわが消えた

写真31　施術、骨盤ケアの体操、ベルトの着用でゆがみが消えた

ばし続けていると、生まれた時に股関節が脱臼しやすい」という医学データがあるのに、多くの産婦人科医は無関心。本当に残念です。

ゆがみを整える施術をし、その後毎日、骨盤ケアの体操とトコちゃんベルトの着用を続けてもらったところ、1週間後にはゆがみがスッキリと消えてきれいな背中になりました。そうしたら、赤ちゃんもひざを曲げて全身が丸まった姿勢になっていました。すごいものですね。

私がいいたいのは、ゆがみをとり、ゆるみ過ぎの骨盤をベルトで支えながら鍛えていけば、あなたの体はきちんと自力でバランスをとり、お腹の中の子供を育むことができるということ。特別な病気や障害を持っていない限り、だれの体にも、そのぐらいの能力は備わっています。女性の体には、すばらしいポテンシャルがあるのです。みなさんがやることはただひとつ。体に宿っている力が十分に発揮されるような体を作っていくことです。そうすれば、今まで抑えられていた機能が働きだして、体は驚くほど元気に動いてくれます。

そんなふうに、骨盤ケアによってポテンシャルを開花させていく女性たちの姿を見るたびに、私は人体の奥深さ、力強さを感じます。

ゆがみをとれば、体は驚くほど元気になる

その一方で、その力を発揮できないほどにゆがんでしまった体を、痛ましく感じることも多いのです。

私のセミナーを受けに来る助産師などの受講動機は、仕事のスキルアップと並んで、自分自身の不調解消を期待している人が多いのです。そして実際、体をチェックしていくと、大多数が骨盤や背骨のひどいゆがみを抱えています。

そういう人たちに技術指導をしていると、彼女たちの不器用さに驚かされます。「では、このように結びましょう」と懇切丁寧に繰り返し教えても、その通りには全く結べない。それで初めのころは「こんなに丁寧に教えているのに、なんで覚えようとしないの?!」とすごく腹が立って、よく怒っていたものです。ところが、年々わかってきました。彼女たちはやる気がないわけではないのです。体がゆがんでいるため、手先を思うように操ることも困難なのです。

最近の看護学生の話を聞くと、さらに暗澹《あんたん》たる気分になります。たとえば、新生児室での見学実習。一人の赤ちゃんの服を脱がせて、お風呂に入れて、服を着せるまでのたかだか15分、立っていることさえできない学生がゾロゾロいると聞きます。臨床指導者が赤ちゃんをお風呂に入れている間、それを取り囲むように学生がイスにだらしなく座って見ている。想像しただけでため息が出ます。骨盤や背骨がゆがんだグニャグニャの体で、病院にやって来た人の面倒を見られますか？

もちろん、看護師だけじゃないですよ。この本を読んでいるみなさんの中にも、仕事を持って働いている人がたくさんいるでしょう。専業主婦だって育児や家事に体を張って働かなくてはいけない。どんな仕事をするにも、まずは体。体を支える骨盤と背骨がゆがんでいては、まともに働けませんよ。

でも、体が整ってくると、だんだん手先も動くようになるし、立ち方もしゃんとしてくる。それは、セミナーで骨盤ケアを学んだ多くの助産師たちが、身をもって証明してくれています。そして彼女たちは、今度は骨盤ケアの技術を、自分が担当する妊婦さんたちに伝えてくれる。そうやって、元気な体の輪が広がっているのです。

知り合いの娘さんのエピソードも紹介しておきましょう。小学校高学年のこの子は、すごく姿勢が悪く、あごが前に出て、いつもだるそうにしていました。腰が落ちてひざが曲がり、まるでおばあさんのような姿勢でトボトボ歩いていたのです。体を動かすのは大の苦手。かわいい年ごろなのに、私はその子の笑顔を見たことがありませんでした。

ところがその子が、お母さんが買ってきた真新しいトコちゃんベルトを着けたところ、背すじがスッと伸び、満面の笑みを浮かべて、いきなり踊り始めたのです。その姿をお母さんが写メールで送ってくれましたが、本当に楽しそうに踊っています。「この子、笑ったらこんなにかわいいんや！」って、驚きましたよ。それくらい、体が一気に快適になったのでしょうね。

みなさんの体は、もっと元気で、もっと快適になれるのですよ。このことを、もっと多くの人に伝えたい。それが私の願いです。

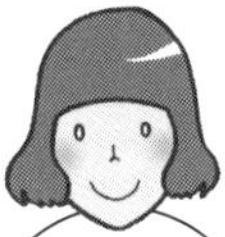

第5章

崩壊寸前の産科医療を救うのは、骨盤ケア

お産の場所が見つからない「出産難民」

今の日本では、お産の99％が医療機関（病院または診療所）で行われています。その中心を担っているのは、産婦人科の医師たち。ところが近年、お産を取り扱う産婦人科の医師数が激減しているのをご存じですか。夜も寝られず訴訟が多い診療科ですから、若い医師たちがあまりやりたがらないのです。

その結果、産科を閉鎖したり、扱うお産の数を制限する病院が相次ぎ、妊娠した女性たちが出産する場所を見つけられない「出産難民」なる現象が生まれました。また、切迫早産や分娩中のトラブルなどで救急搬送された妊婦の受け入れ病院が見つからずに搬送が遅れ、母親や赤ちゃんが死亡するという事態が、ここ数年、全国各地で起きています。日本の産科医療に何が起きているのでしょうか。そして、安心して出産するには何が必要なのか。この章ではこういった問題を考えていきましょう。

ここまでのお話とは一変した社会派トピックに思えるかもしれませんが、私にとってはこれも同じ流れの中にあるテーマ。私は、この社会問題を解決するカギも「骨盤ケア」だと思っています。産科医療を建て直すにも、みなさんが自分と子供の命を守るのにも、骨盤ケアが必要なのです。だから、これから子供がほしいと思っている若い女性にも、よく知っておいてもらいたいと思います。

なお、産科医療の現状については、ちくま新書から『ルポ　産科医療崩壊』（2009年）というすばらしいルポルタージュ本が出ています。医療ライターの軸丸靖子さんが丹念に取材して書かれた本で、これを読めば、日本の産婦人科医療の周辺で今どんな問題が起きているのか、よく理解できるでしょう。興味のある人はぜひ、目を通してください。この先紹介するデータも、『ルポ　産科医療崩壊』に掲載されているものを中心に引用していきます。

産婦人科医が減っている

まず、実際に医師の数が診療科ごとにどう変動しているのか。主な科を1996年と２００６年で比較します。

医師総数	23万２９７人	↓	26万３５４０人
内科	９万５２９７人	↓	９万５３７９人
心療内科	１４４３人	↓	４２９６人
循環器科	１万８１１８人	↓	２万２２９９人
アレルギー科	１９２６人	↓	５９８１人
小児科	３万４７４５人	↓	３万１００９人
外科	３万５２４２人	↓	３万２４４８人
美容外科	３６６人	↓	８３８人
リハビリテーション科	１万１９８６人	↓	１万７２０２人
産婦人科	１万１５０９人	↓	９９１９人

医師の総数はこの10年間で３万人以上増えましたから、たいていの診療科で人数が増えています。中でも心療内科、アレルギー科、美容外科、リハビリテーション科な

どが大幅に増えているのが、時代の流れなのでしょう。循環器科も、いわゆるメタボリック症候群と関係の深い診療科ということで人気があるようです。一方、少子化の影響もあって、小児科は若干の減少傾向です。

そんな中、ダントツの減り具合なのが、産婦人科。なんと10年で14％も減少しました。総数が増える中で、ここだけ見事に落ち込んでいます。

産婦人科医が減ると、お産ができる施設数も減ります。日本産科婦人科学会の集計によると、分娩を行う病院と診療所の数は、１９９３年と２００５年で30％近く減っています。

病院　２４９０カ所　↓　１７８３カ所

診療所　１７９６カ所　↓　１２７３カ所

この間、出生数も減っていますが、こちらの減少幅は10％程度といいますから、施設数の減り幅の方がはるかに大きかったことがわかります。

産める場所が減れば、残った施設に妊婦が集中します。当然、予約がとりにくくなる。ヘアサロンの予約なら、いくらでも先の空いている時期を押さえればいいけれど、出産の場合は、妊娠がわかった時点で分娩の時期もほぼ確定します。人より早く妊娠に気付いて早く動かなければ、産む場所を確保できない。そんな状況が現実に起きているのです。

「産婦人科にいくやつは負け組」

どうして医師の間で、産婦人科はそんなに敬遠されるのか。理由ははっきりしています。産婦人科は、「お産」があるからきついのです。

お医者さんの主な仕事は診察と治療。例えば外来の診察なら、受付の時間が決まっていますから、終わる時刻もだいたいわかるでしょう。定時に終われば、家に帰ってゆっくりしたり、自分で勉強をする時間もとりやすいですね。外科系でも通常の手術なら、何時にスタートしてどのくらいで終了というメドが、ある程度わかります。もちろん緊急手術が入ったり、手術中に予想外のことが起きるといった場合もありますが、それでもまだ、いろいろな予定を立てる余地がある。

そういう意味で、お産はもっとも予定を立てにくい〝業務〟といえます。いつ始まっていつ終わるか、そのときになってみなければわかりません。夕方、今日の仕事はそろそろ終わりと思ったころに産気づいた妊婦さんが駆け込んでくることもあれば、朝に始まったお産が翌日までかかることもしばしばです。そういう見通しの立たない仕事を、連日続ける。独身ならまだしも、家族がいる場合、たいていは家庭生活が犠牲になります。そして女医さんであれば、自らの出産・子育てという難問にも頭を悩ませることになるでしょう。

夜間の当直も多い。特に救急の窓口を開いている病院の場合は、ほかの科の医師ではお産に対応できないので、産婦人科医だけが特別な過密ローテーションを組むことも多いのです。当直手当てなんて本当にスズメの涙のようなものなので、数をこなすほど、勤務時間あたりの賃金は安くなります。「ファストフードのバイト時給に負ける」などと揶揄されることもあります。

そして、訴訟が多いのも産婦人科の特徴です。最高裁のデータによると、２００６年に起きた医事関連の訴訟は、診療科ごとに内科系が２５６件、外科系１８８件、産婦人科が161件などとなるのですが、この数字を各診療科の医師数で割って、医師1000人当たりの訴訟件数（医師から見れば「訴えられやすさ」の指標）を求めると、産婦人科がずば抜けて高いことがわかります。

産婦人科	16・8件
整形外科	6・6件
外科系	5・4件
内科系	2・7件

そのうえ、病院経営の立場から見ると、産婦人科は赤字部門であることが多い。へタをすると病院内でお荷物扱いされているわけで、居心地のいい場所とはいい難いでしょう。もちろんすべての病院がそうだとはいいませんよ。でも、若い医師が自分の進路を考えるとき、そういう傾向の診療科は避けたいという気持ちが生じても不思議ではありません。

こういった状況を踏まえて、『ルポ　産科医療崩壊』の中に、20代の若い内科医のコメントが紹介されています。

「産婦人科にいくやつは、その時点で負け組です。（中略）家族を大切にしたいとか、子供を産みたいと思っている人がいく科じゃないですよ」

私もかつて、大学病院の産科病棟や外来で合計18年ほど働きましたから、他科の医師からこんな言葉を聞くのはとても残念。でも、現場のハードさは人一倍よくわかりますから、産婦人科医が減るのも無理はないとも思っています。

年々増える「ハイリスク妊娠」の原因は？

ただ、30年ぐらい前の産科は、ここまで大変ではなかったのです。それがこんな状況になってしまった経緯を考えると、産科医療自体が、自分で自分の首を絞めている側面が見えてきます。

30年ほど前と比べて何が大変になったのか。一言でいうと、「大変なお産が増えた」ということです。順調に経過して臨月に自然分娩するお産なら、医療側が頑張るのはお産のときだけ。そうではなく、切迫早産になって救急車で運ばれてきて、いつ破水するかわからないけれど1日でも長く維持させなきゃいけないとか、胎盤が剝離しかけて赤ちゃんが危ないとか、そんな大変なケースが増えたから、現場の大変さが加速しているのです。

厚生労働省の人口動態調査によると、妊娠37週未満で分娩に至る早産の割合は、1980年以降じりじりと上がり続けています（グラフ32）。これは全国のデータですが、東京都の大学病院など大規模な医療機関に限った集計では、早産の割合がすでに10％を超えているという報告もある。

それにともない、低出生体重児の割合も増えています。体重2500g未満で産まれた子供の割合は、単胎（赤ちゃんが一人のケース）の場合でも、1975年は4・6％だったのに、2009年には8・3％へと、2倍近くも増加しているのです。

こんなふうになってしまった原因は、私にいわせれば、女性の骨盤がゆるみ、ゆがんだから。ただ、一般にはほかの理由がいわれています。そのひとつが、不妊治療の増加です。

厚生労働省科学特別研究「生殖補助医療技術に対する国民の意識に関する研究」の

推計によると、排卵誘発剤、人工授精、体外受精、顕微授精などの不妊治療を受けた人の数は、１９９０年は28万４８００人だったのが、２００３年には46万６９００人。13年で１・６倍に増えています。そして体外受精と顕微授精で産まれた子供の数は、２００６年には１万８１６８人にのぼります（日本産科婦人科学会調査。排卵誘発剤などによる出産数は不明）。日本の年間出生数は約１００万人ですから、だいたい50人に１人が体外受精などで産まれている計算です。

ここまでに何度かお話ししたように、不妊治療の技術自体は、赤ちゃん

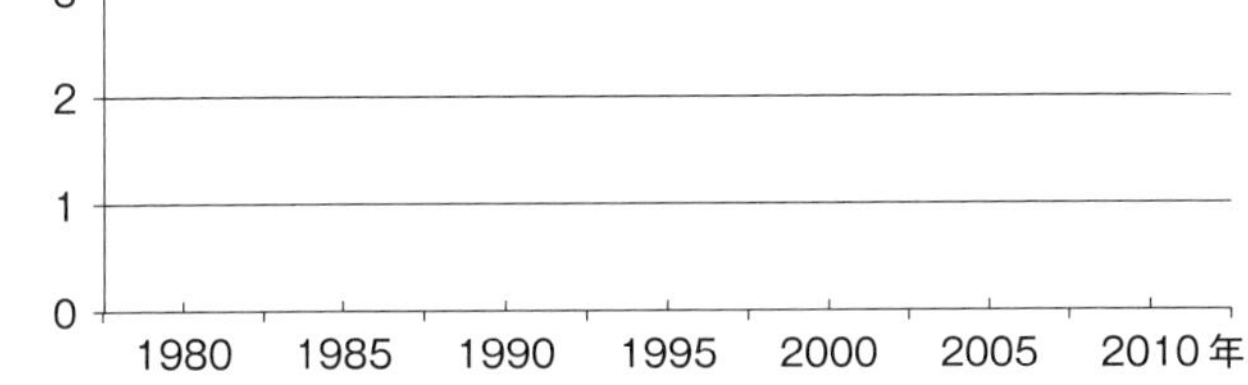

グラフ32　早産の割合が上昇している
（平成22年人口動態調査より作成）

がほしい夫婦を幸せにする可能性を秘めています。ただし現実は、母体のコンディションを整えるケアをすっ飛ばし、「着床＝成功」の姿勢で行われているケースがほとんど。切迫早産などの危険が高いハイリスクの妊娠を量産している側面は否定できません。

そしてもうひとつ、ハイリスク妊娠を増やしているのが、高齢出産（35歳以上の女性の出産）の増加です。35〜39歳の女性1000人当たりの出生数は、1980年の12・9から2006年は38・1へと3倍近く跳ね上がりました。高齢出産は、流産や子宮外妊娠、妊娠高血圧症候群、胎盤早期剥離などさまざまなリスクが高い。結果として、低体重児や帝王切開の率も高くなるのです（35歳以上の帝王切開率は30〜45%、20代なら通常20%未満）。

30代後半以降になって子供を産む傾向を、産科医療が意図して作り出したわけではありませんが、不妊治療の普及が高齢出産を後押ししているのは間違いないでしょう。

未熟な新生児の命は救えるようになったけれど…

一方で、早く小さく産まれた子供を救う技術は、長足の進歩を遂げています。１９８０年ころ、妊娠22週以降に生まれた新生児が７日以内に死亡するケースは年間３万人を超えていましたが、２００６年には５１００人まで減少。母体の死亡も同様に減っている。早産が増え、低出生体重児も増える中で死亡数をこんなに減らしているのですから、新生児医療の発達は本当に驚異的です。

ただ、こういう救命医療はどのようにして実現されているか。24時間体制で医師と看護師が新生児集中治療室（ＮＩＣＵ）に張り付き、高度な機器で全身状態をモニターし、自分たちの生活を犠牲にして不眠不休のケアをすることで、以前なら命を永らえられなかった未熟な体を何とか維持しているのです。その献身ぶりには本当に頭が下がりますが、少し皮肉な見方をすれば、不妊治療によって先のことを考えずに量産されたハイリスク妊娠のつけを、新生児医療が背負わされているともいえます。

新生児医療は小児科の一部ですが、産まれて間もない赤ちゃんの治療に特化した専門的な知識や技術が必要で、スタッフや設備も通常の小児科とは一線を画します。そして現実には、お産を扱う産婦人科と連携して治療に当たることが多い。そのため、産科医療と新生児医療をあわせて「周産期医療」と呼びます。

そして、お産という大変な〝業務〟に関わるため、といっていいでしょう。新生児医療は産科医療同様に、スタッフ不足にあえいでいます。そのためNICUの医師たちは、平均睡眠時間が3・9時間（新生児医療資源の充足度に関する緊急調査のデータ）という超激務をこなしているのです。

『ルポ　産科医療崩壊』には、自らの実践を「被災地医療」にたとえるNICUの医師のコメントも紹介されています。

「ぼくたちは、ここは被災地だと思ってやっている。被災地で医療を行っていて、夜だから帰ろうとか、自分が疲れているとか考えないでしょ？」

ものすごい覚悟です。でも周産期医療が、この覚悟をしないと背負えないほどの難題になってしまったら、志望する医師が減ってシステムが崩壊するのもやむを得ないようにも思えます。

そして、集中的なケアで命は救えたとしても、低体重で生まれた子供たちの未来は、必ずしも明るくありません。超低出生体重児（在胎28週未満）として生まれた子供の、６歳時点の障害発生率は26％に上ります（２０００年出生児のデータ）。ちなみに正期産児なら約２％です。

もちろん、障害があれば即不幸だと決めつけるつもりはありません。さまざまな障害を持ちながら幸せな人生を送っている人は、たくさんいます。ただ、国全体が少子化で若い世代の人口がこの先も減っていく中で、先端技術と医療関係者の献身的な努力を（そしてもちろん多額のお金を）投入した結果が、障害のある子供を増やす結果につながっているとしたら、いったい周産期医療は何をやっているんだろう？　と、私は疑問を抱かざるを得ないのです。

必要なのは、安産できる体になること

ここまで読んで、どんな感想を持ちましたか？　ＮＩＣＵの献身的なドクターに、

この先産まれてくる自分の子供を託したいでしょうか？　もし、子供がＮＩＣＵに入らなければいけない状態で産まれたあとであれば、きっとこのドクターはとても頼もしく、頼りになるに違いない。でも、できれば〝被災地医療〟のお世話にならない子供を産みたいと感じた人の方が多いはずです。

そのためには、自分が安産できる体になるための努力をすることです。安産できる体は、そのまま健康な子供づくりにつながっているからです。

この章を読んでおわかりのように、現代の産科医療は、安産できる体を作るためのサポートを、ほとんどしてくれません。「問題が起きたら治療する」のが、医学の基本的なポリシー。医療制度も同じポリシーに則って作られています。だから切迫早産などのトラブルを治療すれば、対価としての診療報酬が支払われるけれど、トラブルの発生を予防しても評価されない。このため大方の医師の発想も、「安産できる体づくり」という方向には向いていないのです。

まあ、そんな中でマタニティヨーガのようなプログラムが普及してきたのは、大きな流れとしてはいい傾向だと思います。ただこれも、指導する人が妊婦の体に関する知識と経験をどのくらい持っているかによって、実際には益にも害にもなり得るでしょう。

いずれにせよ、日ごろの安楽な生活で筋肉や靭帯がゆるみきった現代の女性の場合(みなさんのことですよ)、妊娠によって体への負担が大きくなると、負担増に耐えられず、放っておけばモグラ叩きのように次々と問題が出てくるのです。出てきてからの対策では、もはや対応できない。それで産科医療全体が破綻するところまでいってしまったのです。

そこでついに、産科医療側からの究極の対策として「すべての分娩を帝王切開で行う」という病院さえ出てきました。国内にもすでに、帝王切開率100%の病院があるのですよ。そのエリアには、お産をできる医療機関がそこ1カ所しかないので、どんなに妊娠経過が安定していて「安産間違いなし!」と太鼓判を押されるような妊婦さんでも、自然分娩をさせてもらえません。おそらく病院としてはその方が計画的にお産をこなせて楽だし、それなら医師不足に頭を悩ませる必要もないのでしょう。

全くあきれた話です。でも、そんなやり方が出てきた原因をさかのぼって考えると、おおもとは「骨盤がゆるんで、安産できない女性が増えた」というところから始まっているのです。おわかりですね。

だから、骨盤ケアが必要なのです。

震災避難所での出産を支えたのは「骨盤ケア」

生物学的にいうと人間の女性の体は、女性にしかできない「子供を宿して、産む」という機能をうまく果たせるように作られています。生き物としては、子供を残すことが女性性（雌）の果たすべき最重要課題なのですから、この機能を全うできるよう、体全体が見事にデザインされている。ですから体がきちんとしていれば、妊娠・出産はおおむね自然にうまくいくのです。

２０１１年3月11日、東日本大震災が起きました。あのとき、石巻市の避難所で出産をした女性がいたのを覚えていますか？　この出産を介助したのが、私のセミナーで骨盤ケアを学んでいた助産師、小田嶋清美さんでした。医療機器も薬もガーゼもシーツも産着もない中、「骨盤ケアをすれば大丈夫。できる」という信念で、介助をしたのだそうです。

小田嶋さんが手記を寄せてくれましたので、ここに紹介します。

大震災の翌日、避難所にいると「破水して陣痛が始まっている妊婦さんがいます」と叫ぶ市の職員の声が聞こえました。「ヘリコプターが来るまで経過をみてください」とのことだったので、それくらいなら私にもできる…と思い、名乗り出ました。ところが、状況が変わり、その場所でお産するしかない状況となってきました。でも、避難所は人がいっぱいで砂ボコリが舞っていてあまりにも不潔。幸い避難所の裏手の高台にある民家の人の好意により、そちらに移動することになりました。

こんな状況での出産介助を余儀なくされた時、踏み切れたのは、クリニックでも畳の上でのお産の介助をしていたことと、もう一つ「骨盤ケアをすれば大丈夫。できる」と思ったからでした。

一民家のロウソクの灯りの中、近所の女性の力である物を何とか活用して、骨盤をケアしながら安産に導くことができ、元気な男の子が誕生。母子ともに無事で、胸をなでおろしました。

出産介助を終えて避難所に戻り、無事産まれたことを報告すると、拍手が湧き起こり、安堵感に包まれました。後になって「市の職員が『破水の妊婦さんがいます』と医師や看護師を探していた時に、私の他に医療者がいなかったのか？」と思いましたが…よくわかりません。

私は、助産所を開いてお産を取り扱っているわけではありませんし、助産技術にすごく自信を持っているわけではありません。民家での出産がせまる中、「無事生まれるだろうか、薬も衛生材料も機械もない中で大丈夫か…」と不安で一杯でしたが、産婦さん・赤ちゃん・付き添っていた産婦のお姉さんの頑張る姿を見て、迷いはなくなりました。

この経験により、骨盤ケアの大切さを再確認したと同時に、自分の勉強・技術不足も痛感しました。また、何もない中でも出産できる体を、妊娠前から作っておくことの大切さを、たくさんの人に知ってもらいたいと思っております。

小田嶋さんが介助を申し出た環境は、通常の医療現場なら当たり前にそろっているような設備が何もなかった。もし、同じような状況で「医療関係者はいませんか？」

と呼びかけられたら、現代の医師や助産師の大半は、名乗り出るのをためらうでしょう。現代医療は、高度な設備や機器を前提に成り立っているので、いざ何もないところで「何とかして」といわれても、何をしたらいいかわからない人がほとんどです。

小田嶋さん自身も「不安でいっぱいだった」と率直に書いています。それでも見事にやり遂げました。何もない環境のなかで、その場にいた女性が力を合わせたからこそ、産婦さんの力も十二分に発揮されたのでしょう。産んだお母さんも、小田嶋さんも、家主さんにとっても本当にすばらしい経験だったと思います。

「陣痛」より「陣縮」が正しい

とはいえ私は、最近一部のメディアなどでブーム的に取り上げられる、いわゆるナチュラル指向のお産を手放しで薦めているわけではありません。もちろん近代的な医療に頼らずに、体が持つ自然な本来の力で子供を産むのは、理想ですよ。あこがれる気持ちはわかりますし、本当はみんなにそうあってほしい。でも、雰囲気やあこがれでそういう選択をして、何の準備もなしにさらっと気持ちよく産めるような体の女性は、今どきまずいません。私が整体を教えた助産師で、分娩室勤務をしている人は皆「最初から最後まで、正しく回旋して産まれる赤ちゃんなんて、ほぼ100%いない」と口をそろえていいます。

自然の力だけで産み、赤ちゃんを育てるということは、自分の体から野生動物並みの力が発揮されなくてはいけないのです。自分が、厳しい自然の中で野生動物のように暮らしていけるかどうか、考えてみてください。空調完備の家に住み、移動は乗り物を使い、3食スイーツ付き。そんな快適な生活をしていて、お産の時だけ自然に返るなんて、どう考えても都合が良すぎます。私たちの日ごろの生活があまりに自然とかけ離れているから、せめて骨盤ケアをして、それで何とか帳尻を合わせているのです。

現状は、骨盤ケアをかなり頑張っても、帝王切開をしなくてはいけない状態になる人が、やはり1割前後は出てきます。この数字は、骨盤ケアをやっていない医療機関に比べたら相当低いですが（通常20～40%程度、施設による差も大きい）、それでもゼロにはなりません。最終的にどうなるかは、妊婦さんのもともとの体の状態にもよりますし、妊娠のどの段階から骨盤ケアに取り組んだかにもよります。妊娠前から始めるのがベストですが、現実には妊娠がわかってからスタートする人も多い。それでも頑張って取り組めば、やった分だけ骨盤の状態は改善しますが、間に合わない人もいるのです。

確実にいえるのは、こういうことです。骨盤ケアをすれば、妊娠する確率が高まり、安産の確率が高まり、健康で育てやすい子供を授かる確率も高まります。腰痛や尿もれといった産前・産後のトラブルの可能性は、非常に小さくなりますし、産後のボディラインも整う。これだけあれば、骨盤ケアに取り組む理由として十分でしょう?

それプラス、夢のある話もお伝えしておきましょう。中には、「陣痛の痛みを一度も感じないうちにするっと赤ちゃんが産まれた」とか、「全然痛くなくて、赤ちゃんが産まれたとたん『気持ちいい!』と叫んでしまった」といった素晴らしいお産をする人もいるのです。そういうお産をする人は例外なく、骨盤ケアを毎日頑張った人で、お産のときには赤ちゃんに最適の通り道を準備してあげられた人です。

私が助産学生時代、当時の産婦人科学教室の助教授の講義がありました。その先生は子宮の筋肉の収縮に関しては大家で、講義の中で「陣痛という言葉はふさわしくない、陣縮というのが正しい」と話されていました。でも私は大学病院で働いていた頃、「そうは言っても、痛まない陣痛が一度も来ずに分娩を終える人なんてない」との信念を持っていたのですが、今の仕事をするようになって、その信念が見事に崩れました。

理想的なところまで体が整えば、痛みを感じずに出産できる。確かに「陣痛ではなく陣縮だ」と感じるのです。みなさんにもぜひ、そんな素晴らしいお産を目指して頑張ってほしいと思います。

骨盤ケアが産科医療を建て直すカギ

医療の話に戻りましょう。愛知県津島市に「貴子ウィメンズクリニック」という産婦人科の診療所があります。院長の奥村貴子さんが一人で年間３６０件前後のお産をこなしながら外来の診察も行っており、その激務ぶりは大変なものでした。周りのスタッフが「このままだと院長は倒れてしまうんじゃないか」と心配するほどだったといいますから、「産科医療はきつい」を文字通り体現したような状況だったのでしょう。

助産師長の水谷紀子さんは、忙しい院長を少しでもサポートしようと、助産師外来を担当して妊婦さんの保健指導などを行っていました。その外来で、妊婦さんから腰痛、便秘などのトラブルの相談を数多く受けていて、良い対策はないかといろいろ調べていた中で骨盤ケアを知り、私のセミナーにやってきたのです。

セミナーで骨盤ケアの方法を学び、帰って早速、腰痛の妊婦さんに指導したときのこと。体操をして、トコちゃんベルトを着けてもらったところ、痛みで歩くのも大変だった人が、その場ですたすた歩き始めたといいます。感激した水谷さんは、目の色を変えて骨盤ケアの技術を勉強し始めました。それとともにトラブルを訴える妊婦さんも減少。また、骨盤ケアで逆子が解消できたケースも多数あったそうです。

そうして1年後。水谷さんたち助産師チームの頑張りで、クリニックでは妊婦さんに骨盤ケアの指導がしっかりと行き渡っていました。すると驚いたことに、この1年で、分娩中の緊急帝王切開率が、骨盤ケア導入前に比べて半減していたというのです。それだけ多くの妊婦さんが、安産になったわけです。

「1年前だったら当然のように帝王切開になった状況でも、骨盤ケアをしながら介助することで自然分娩できたケースがいくつもありました」(水谷さん)。

自然分娩が増えてトラブルが減る。安産だからお産にかかる時間も短縮される。妊婦さんにとっても医療スタッフにとっても負担が軽い、〝楽なお産〟が増えるのです。妊婦さんからは感謝され、院長やスタッフたちの疲労も軽減された。そして余裕が生まれたことで、より細やかな診療ができる。こんなにいいことはありませんね。

「うちのような規模のクリニックが、安全で安楽なお産をやっていくには、骨盤ケアがもう絶対不可欠じゃないかと思うほどです」(水谷さん)。

院長の奥村さんも「水谷さんたち助産師の仕事ぶりは、本当に信頼しています」と語っています。このクリニックの話を聞くたびに、私は、これこそ崩壊寸前の産科医療を建て直す最善の道だと思うのです。

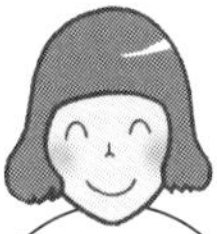

第6章

実践編　骨盤ケアを始めよう

ほぐして、支えて、パワーアップ！

さあここから、実際に骨盤ケアの体操をやってみましょう。

骨盤ケアには、大きく3つの狙いがあります。そこで体操も、①〜③の狙いに分けて紹介します。すでに本文中でチェック法と合わせて紹介した体操も、改めてこの分類の中に入れておきますので、参考にしてください。

あくまでも、骨盤引き締めの主役はあなた。トコちゃんベルトなどのアイテムは脇役であることを忘れないで。

①主役が働けるようにする……ゆがんで凝り固まっている筋肉や靭帯をほぐす

②脇役に助けてもらう……トコちゃんベルトなどのアイテムを使って、骨盤を正しく支える

③主役を強化する……締まった骨盤を維持できる靭帯と筋肉を鍛える

主役が働けるようにする体操

最初は①の主役が働けるようにする「ゆがんで凝り固まっている筋肉や靭帯をほぐす」体操です。骨盤ケアをするときは、まず最初にこの中からいくつか行うのがいいでしょう。

体の状態は人によって違いますから、どのほぐし方が自分に合っているかは、自分で判断するのが一番です。一通りやってみて、やったときに気持ち良いとか、呼吸が深くなったと感じるものを選ぶといいでしょう。ぜひ、毎日の日課にしてください。

元々ひどく凝っていた人は、体の感覚自体が鈍っているので、ほぐれて心地よくなった実感がわかないこともあります。でも気が付かないだけで、体は確実に変化しています。それを信じて、あきらめずに続けてください。呼吸の状態や体の冷え具合、お通じなどに変化が表れていないか、自分の体に注意を払うことも大切です。

1　のんびりゆらゆら体操（四種混合体操）（イラスト33）

「のんびりゆらゆら体操」は、ほぐし効果が非常に高い体操です。動き方はとても簡単で、体が重い妊婦さんでもすぐにできます。

ここには「腕の動き」「胴体をねじる動き」「骨盤を前後に回転する動き」「目の動き」という4種類の動作が含まれています。4つの動きを連動させながら動くことで、骨盤周りや首、背中などの凝りがほぐれるのです。元々はそれぞれの動作ごとに別の体操を行っていたのですが、連動させて行う方が効率が良いし、効果も高いので、ひとつの動きに合体させました。そういう経緯があるので、この体操は「四種混合体操」とも呼ばれています。

4種類のうち「目の動き」は、何をやっているのかわかりにくいかもしれませんね。首や背中が緊張している人はたいてい、目を動かす筋肉も凝っています。そのため目を動かして四方を見てみると、見やすい方向と見にくい方向があるのです。見やすい方向を眺めることで、緊張していた目の周りの筋肉がリラックスします。こうすることで、全身の筋肉がほぐれやすくなるのです。

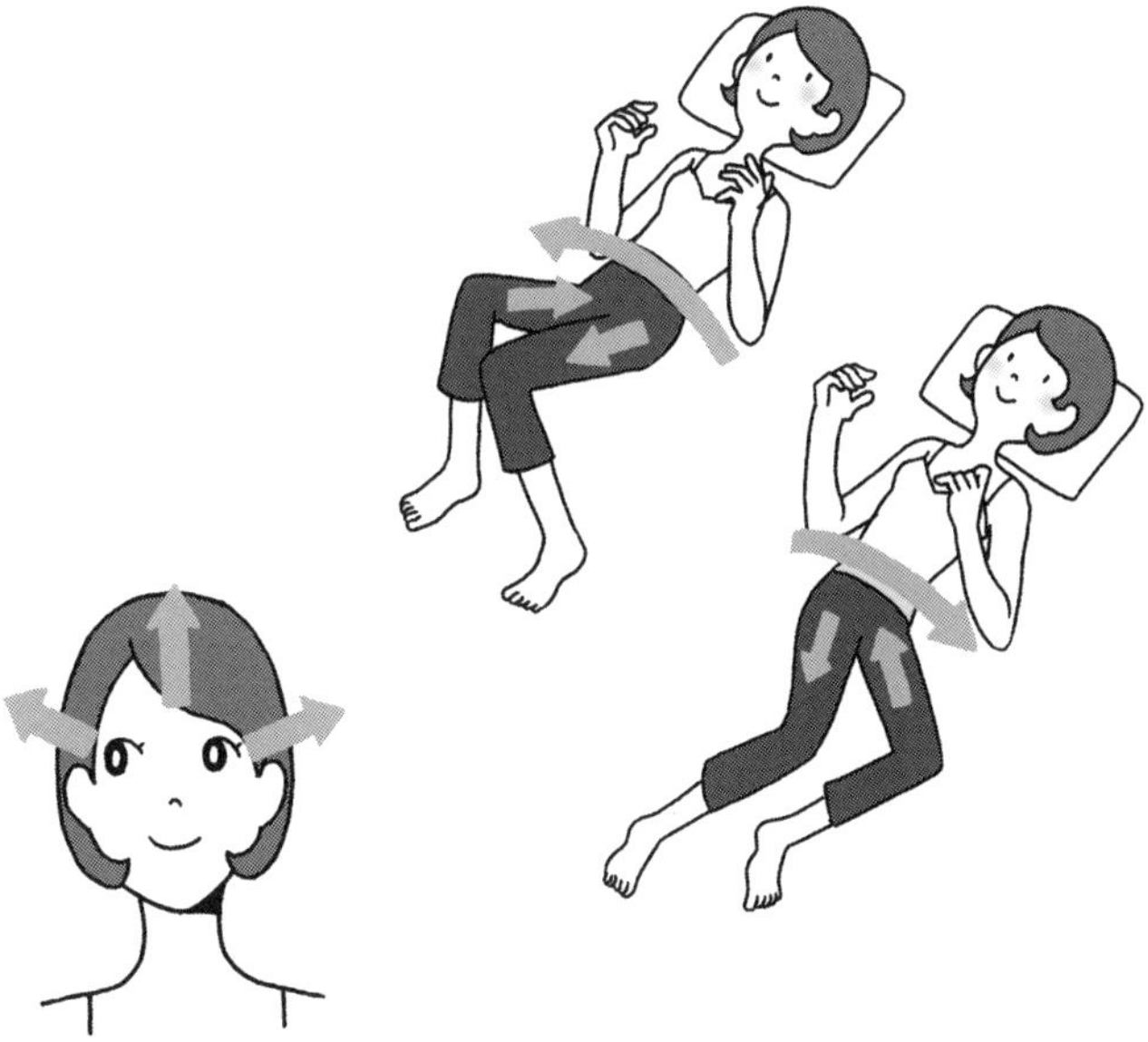

イラスト 33　のんびりゆらゆら体操（四種混合体操）
①あおむけに横になって両ひざを立てる。ひじを曲げて前腕を立てる。
②右ひじと右足で静かに床を押す。するとお尻の右側がかすかに浮き上がり、両ひざが左に動く。
③両ひざが気持ちよいところまで倒れたら押す力を抜く。すると、ひざがゆっくりと戻る。
④反対側も同様に行う。連続的になめらかに、6～10 秒に1回ぐらいのペースで左右交互に動く。
⑤動きに慣れてきたら、目を動かして上下左右などいろいろな方向を見てみる（頭から動かすのではなく、目から動かす）。楽に見られる方向や見たい方向を見つめながらひざを揺らし続ける。
⑦1～20 分程度行う。

2　ツイストダンス（43ページのイラスト8）

3　片足抱えの起き上がり（47ページのイラスト9）

4　お遊戯体操（131ページのイラスト30）

5　バスタオル体操（イラスト34）

首や背中、脇腹などをほぐす効果が高い「バスタオル体操」。バスタオルを首や背中に当て、ゆっくりと首をまわしたり、タオルをかすかに動かすだけの簡単な動きですが、驚くほどほぐし効果が高いのです。コツは、本当にゆっくり、やんわりと動かすこと。呼吸を止めずにじわーっと動かしていると、ジーンという気持ちいい感じがわいてきます。心地よさをじっくりと味わってください。

タオルを当てる位置や角度を微妙に変えると、ほぐれ方も変わります。気持ちよくほぐれるやり方を探して、いろいろと試してみるといいでしょう。

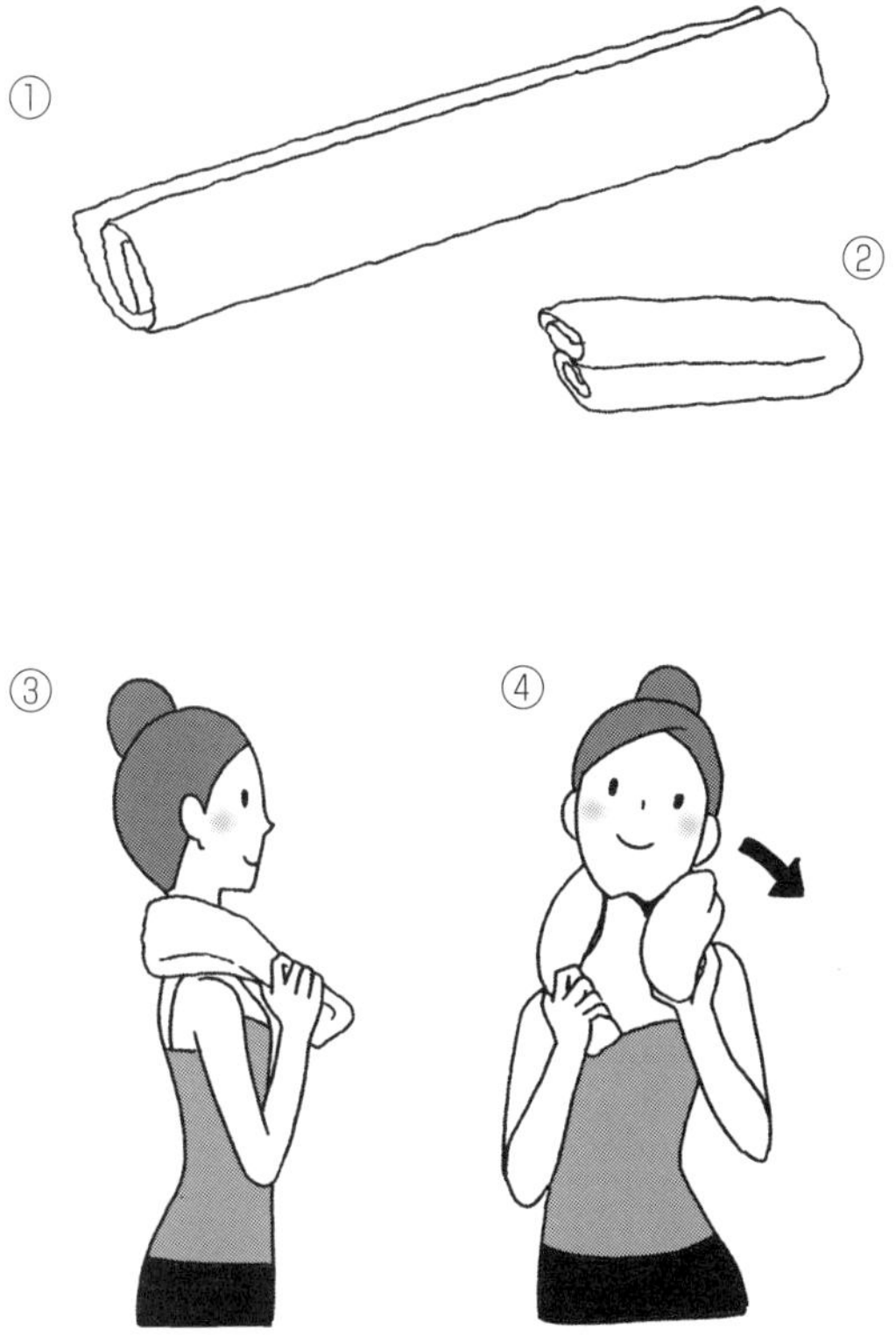

イラスト 34　バスタオル体操 1
①バスタオルを細くたたむ。背中に当てるときはこの長さで使う。
②首に当てるときは、半分の長さに折る。
③半分の長さに折ったタオルを巻いて首を支え、気持ちいいところをかるく圧迫する。
④気持いい方向に回し、楽になったらつらかった方にも回す。つらい動きは無理にしないで。

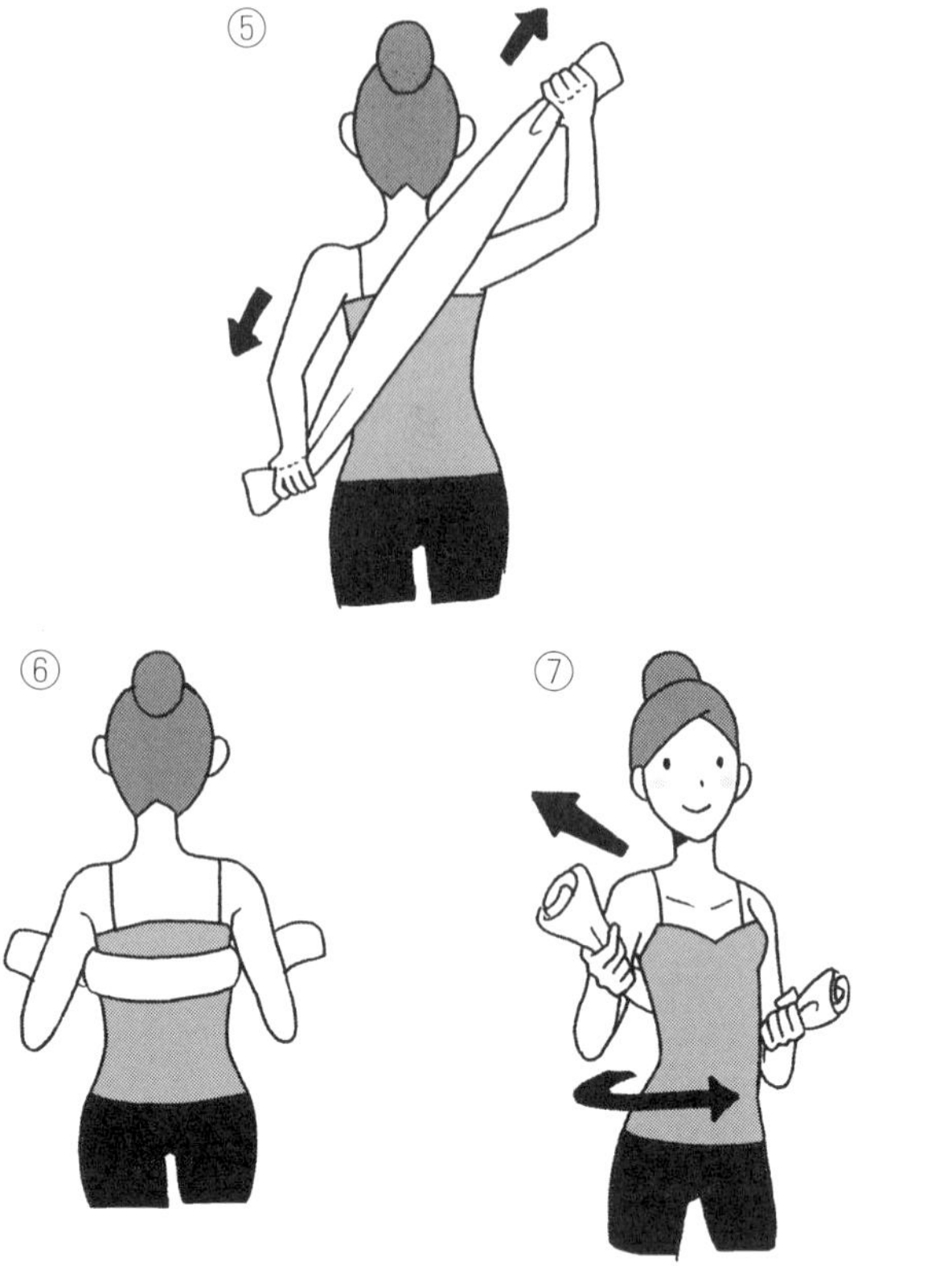

イラスト34　バスタオル体操2
⑤乾布摩擦のように大きくタオルを動かして背中をこする。
⑥そのあと、凝っているところにバスタオルを当て、気持ちがいい方向にタオルをじわっと動かして、ゆっくりと呼吸する。
⑦左右どちらかを前にゆっくりと引くと、胴体がかすかにひねられるように引っ張られる。気持ちいい方をじわっと引いて、ゆっくりと呼吸する。

脇役に助けてもらう……トコちゃんベルトなどのアイテムを使って、骨盤を正しく支える

次は②「骨盤を正しく支える」です。浴衣の帯やさらしなどが手元にあれば、それを使ってください。新たに購入する場合、手軽に試すには価格の安い「健美ベルト」がいいでしょう。ベルトを着けることに慣れてきて、しっかりしたものを手に入れようと思ったら「トコちゃんベルト」がお薦めです。

腰やお尻、恥骨などが痛む人、尿もれがある人、めまいや吐き気、月経痛、便秘、冷えといった不調を抱えている人は、骨盤を支えて骨盤から頸椎までをほぐすと、たいていの症状が改善します。ぜひやってみてください。妊娠中の人にもおすすめです。

ここで大事なのが、骨盤を支える高さ。73ページのイラストもよく見て、正しい位置を覚えましょう。

ベルトを着ける方向は2通りあって、1と2ではベルトを巻く向きが逆です。最初

は両方を試して、気持ちがいいとか、症状が楽になると感じる方の巻き方を選んでください。逆の巻き方で強く締めると、症状がかえって強まることもあります。

どの方法で着ける場合も、腕力でギュッと締め上げるのはＮＧ。「主役であるお尻の筋肉の締まりぐあいと、脇役のベルトのサポートぐあいの気持ち良さ」を大切に。着けたベルトは、気持ちが良ければ１日中着けっ放しでも大丈夫です。きついと感じ始めたらいったん外し、着けたくなったらまた着けてください。

1　後ろから前に支える（恥骨がゆるんでいる人向き）（１９２ページのイラスト35）

2　前から後ろに支える（腰、尾骨が痛む人向き）（１９３ページのイラスト36）

3　骨盤高位での着け方（後ろから前に支える場合）（１９４ページのイラスト37）

垂れさがった内臓をしっかり持ち上げるには、この「骨盤高位の締め方」がベスト。腰を浮かせたときに、下垂していた内臓が胸の方へ戻るので、それだけ骨盤がしっかりと締まります。胃下垂や痔、腰痛や月経痛が強い人は、この方法で着けると効果が倍増します。

ベルトを着ける向きは、1と2の巻き方を試して、自分に合った方向を選んでください。

※ベルトの紹介
「トコちゃんベルト」 日本の妊産婦のおおよそ5人に1人が使っている骨盤ベルトで、4種類あります。サイズはS、M、L、LL。後ろから前に向かって着用するのがトコちゃんベルトⅠ（5250円～）。前から後ろに向かって着用するのがトコちゃんベルトⅡ（6300円～）。これのやわらかいタイプのマイルドトコちゃんベルトⅡ（6300円～）がありますが、これは通販はなく対面販売だけです。もっとも新しいのがバックル付きのトコちゃんベルトⅢ（6825円～）です。

その他、メッシュで涼しい「アンダーベルト」（2940円～）や、使い捨てタイプの「健美ベルト」2枚入り（819円）もあります（価格はすべて税込み）。この2種類のベルトは、単独でも、ダブル巻きでも使えて、好みの巻き方ができます。

問い合わせ／トコちゃんドットコム　http://tocochan.com/

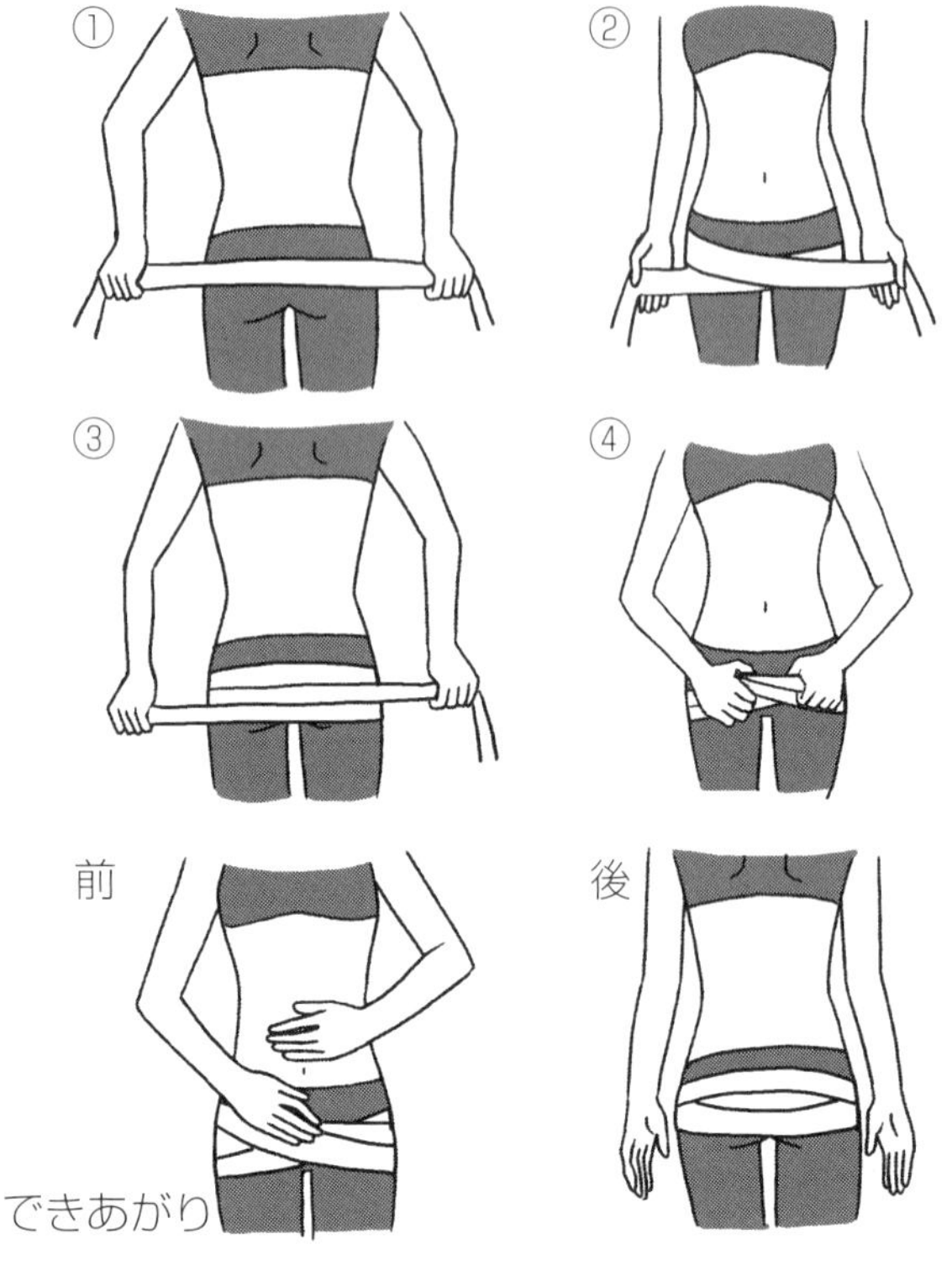

イラスト35　後ろから前に支える
①かかとを大きく開かず、寄せ気味にして立ち、お尻の真ん中にベルトの中心を当てる。
②前で持ち替え、左右を持ち替える。肋骨を上げ、きゅっとお尻を締めて、ベルトを左右に引く。
③後ろで再び持ち替え、ベルトを左右に引く。
④お尻の力を抜き、端を適当なところに挟み込む。

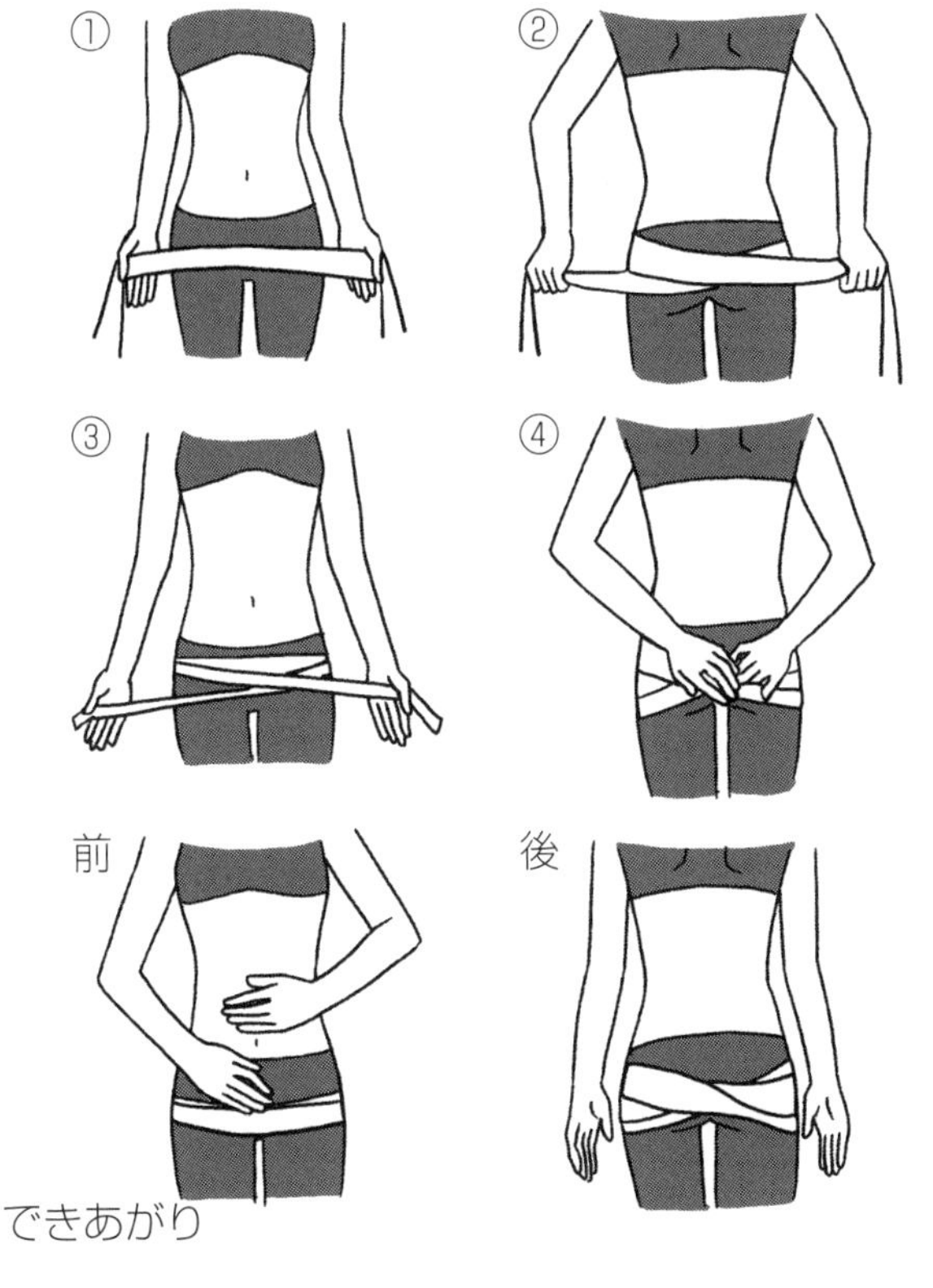

イラスト36　前から後ろに支える
①かかとを大きく開かず、寄せ気味にして立ち、恥骨の位置にベルトの中心を当てる。
②後ろで左右を持ち替える。肋骨を上げ、きゅっとお尻を締めて、ベルトを左右に引く。
③前で再び持ち替え、ベルトを左右に引く。
④お尻の力を抜き、端を適当なところに挟み込む。

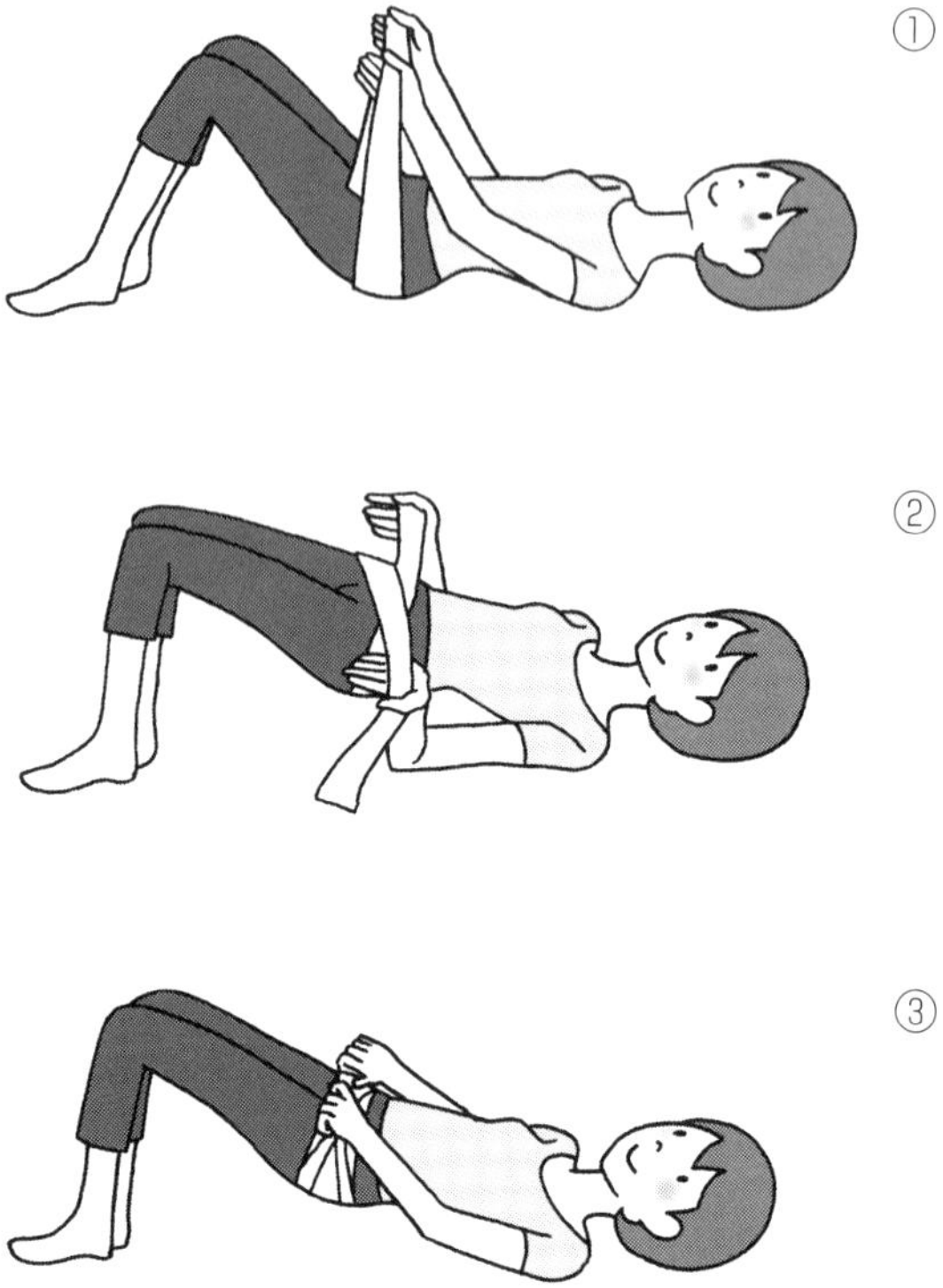

イラスト37　骨盤高位での着け方
①お尻の真ん中にベルトの中心を当てたままあおむけになり、ひざを立てる。
②お尻を高く持ち上げ、左右を持ち替えて、骨盤を左右に軽く揺らす。このとき骨盤の底まで下がっていた内臓が、胸の方向へ戻っていく。
③ベルトを後ろで再び持ち替えて、左右に引く。端を適当なところに挟み込む。

4　頸椎ほぐしの腰回し（イラスト38）

骨盤を支えると、体軸が安定して腰回しの運動がスムーズにできるようになります。このとき、頭を固定しながら腰を回すと、頭と首の間や首の筋肉の凝りがほぐれるのです。

頭から首にかけては、大切な神経や血管の通り道。ここがずれてゆがむと、頭痛、めまい、吐き気、肩凝り、冷え、目の痛みなどさまざまな不調が生じます。そして実際、ここがゆがんでいる人が多いのです。だから、この体操はぜひみなさんにやってほしい。本当に楽になります。

日々続けていると、楽に回せる方向や、引っ掛かりを感じる位置などが変化することがあります。これは、凝りがほぐれ、ゆがみの状態が変化してきたサイン。そんな微妙な変化にも注意しながら、じっくりやっていきましょう。

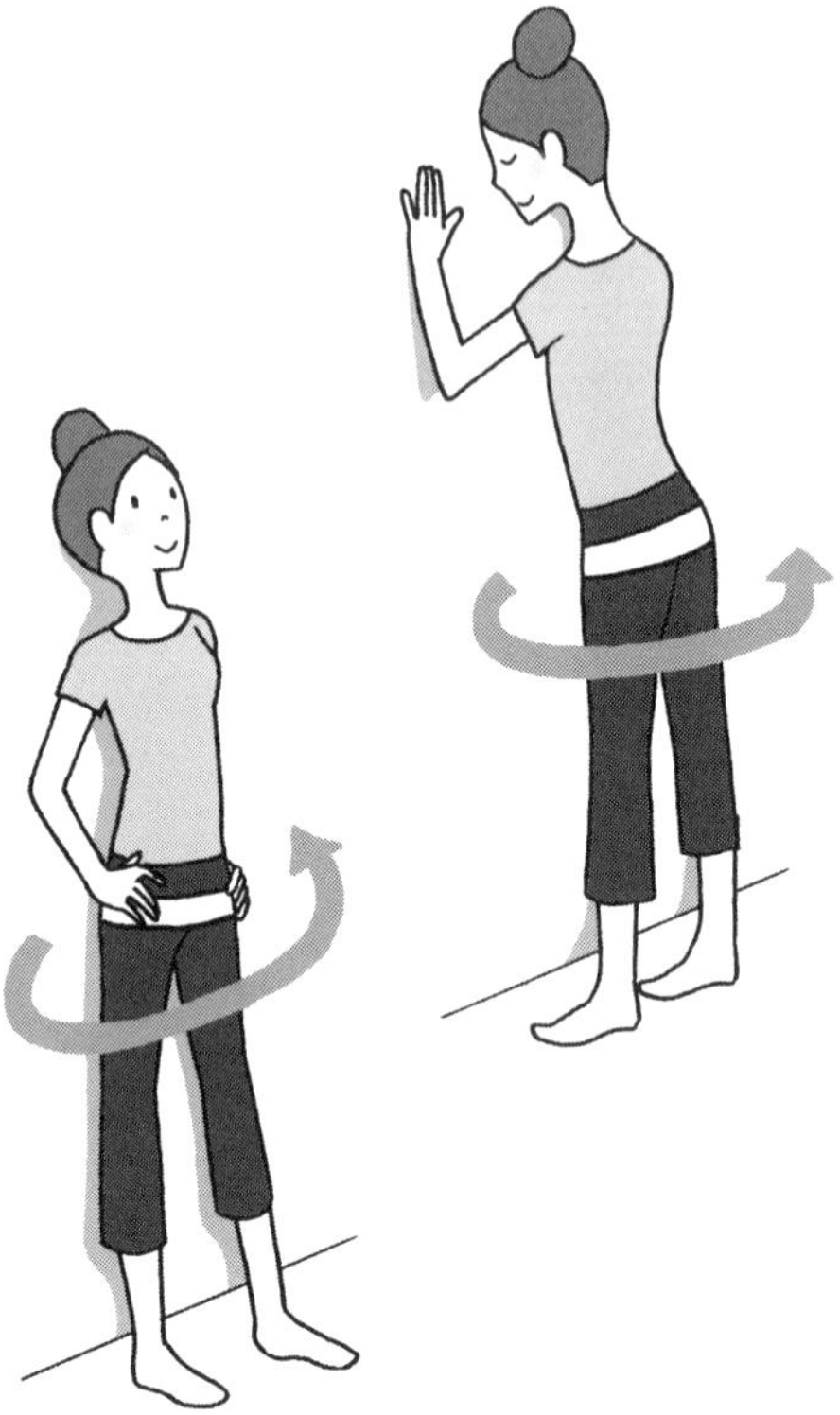

イラスト38　頸椎ほぐしの腰回し
①骨盤をベルトなどで支えて壁の前に立つ。
②壁に手とおでこを付け、腰をゆっくりと右回し、左回ししてみる。これがつらい人は、後頭部を壁に付け、手は腰に置いてしましょう。
③回しやすい方に10回、回しにくい方を５回。これを１セットとして、２～３セット繰り返す。
④仕上げに回しにくい方を10回。

締まった骨盤を維持できる靭帯と筋肉をつくる

最後は③「締まった骨盤を維持できる靭帯と筋肉をつくる」メニューです。といっても、腹筋運動や腕立て伏せのような体操とはひと味違いますよ。この体操の目的はあくまで、骨盤や背骨のゆがみを整えながらキープできるようにすることです。

中でもぜひ、みなさんにやってほしいのは、「大人のはいはい」。赤ちゃんのときのはいはい不足で、背骨のS字カーブが不足している人がたくさんいるのです。今からでもはいはいをして背骨周りの筋肉をしっかりと動かしましょう。

1　大人のはいはい（イラスト39）

赤ちゃんのはいはいと違って、ひざを床に付けないのがポイントです。こうすると、背中やお尻の筋肉がいっそう強く刺激されて、効果が高まるのです。ぞうきんがけよりは楽でしょう？

2　フォワードステップ（200ページのイラスト40）

1歩前に踏み出す動作と、両手で押し合う筋トレを組み合わせたメニューです。簡単に見えますが、実際にやるとうまくバランスがとれない人が続出します。大事なのは、前に踏み出したときに上半身が前のめりにならないこと。姿勢をしっかりキープするために、背骨周りや腰周りの筋肉が働くのです。

3　サイドステップ（201ページのイラスト41）

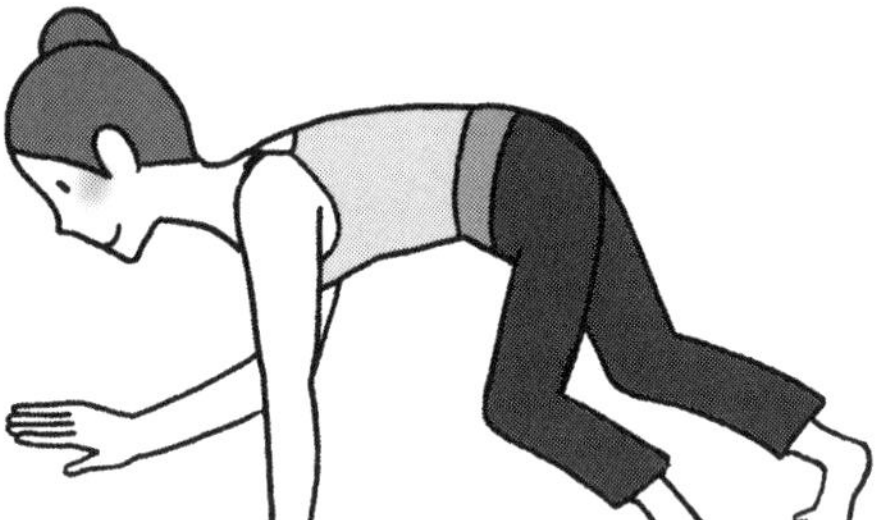

イラスト39　大人のはいはい
両手、両足を床に下ろし、四つ足状態で歩き回る。ひざは床に付けない。
1日1～5分程度。

今度は横に踏み出します。このときも、上半身が勢い余ってぐらつかないよう、姿勢をしっかり真っすぐに保ってください。同時に両手を組んで、引っ張り合います。引っ張るときは、腕の力ではなく、肩甲骨を絞るように近づけながら背中の力で引っ張るように意識してください。

4　蹲踞のポーズ（39ページ）

これらの体操では、普段の生活であまり使われない筋肉を使いますから、最初はきついと感じるかもしれません。筋肉痛が出る人もいるでしょう。それは、サボっていた筋肉が働き始めた証拠。骨盤ケアがうまく行っているサインです。投げ出さないで継続していれば、自分の体つきや姿勢が変化していることに気付く日が必ずやってきます。あきらめないで、続けてください。

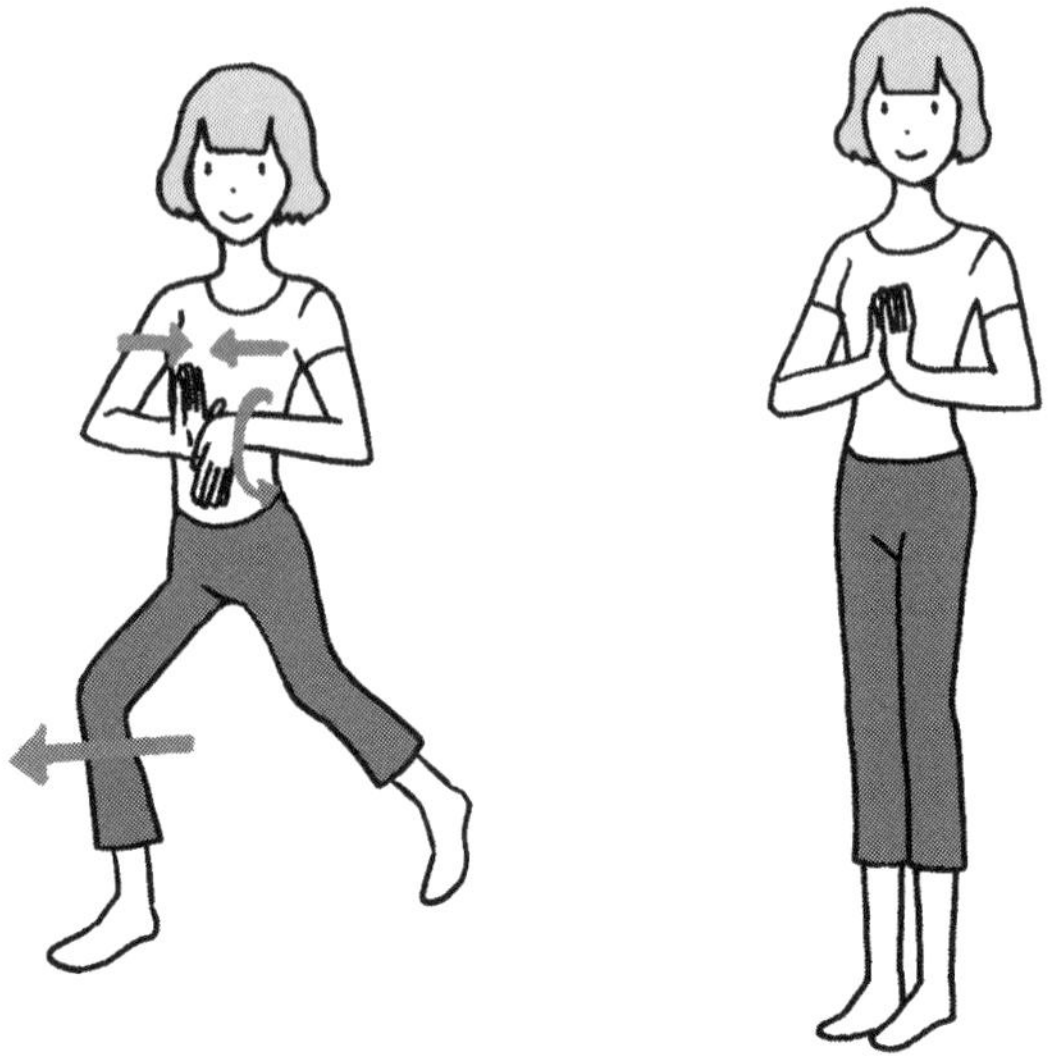

イラスト40　フォワードステップ
①胸の前で両手をあわせて立つ。
②片脚を一歩前に踏み出して、腰を下げる。同時に、両手をねじりながらギュッと押し合う。１秒キープ。
③元の位置に戻って１秒休む。
これを左右交互に繰り返す。１日30回程度。

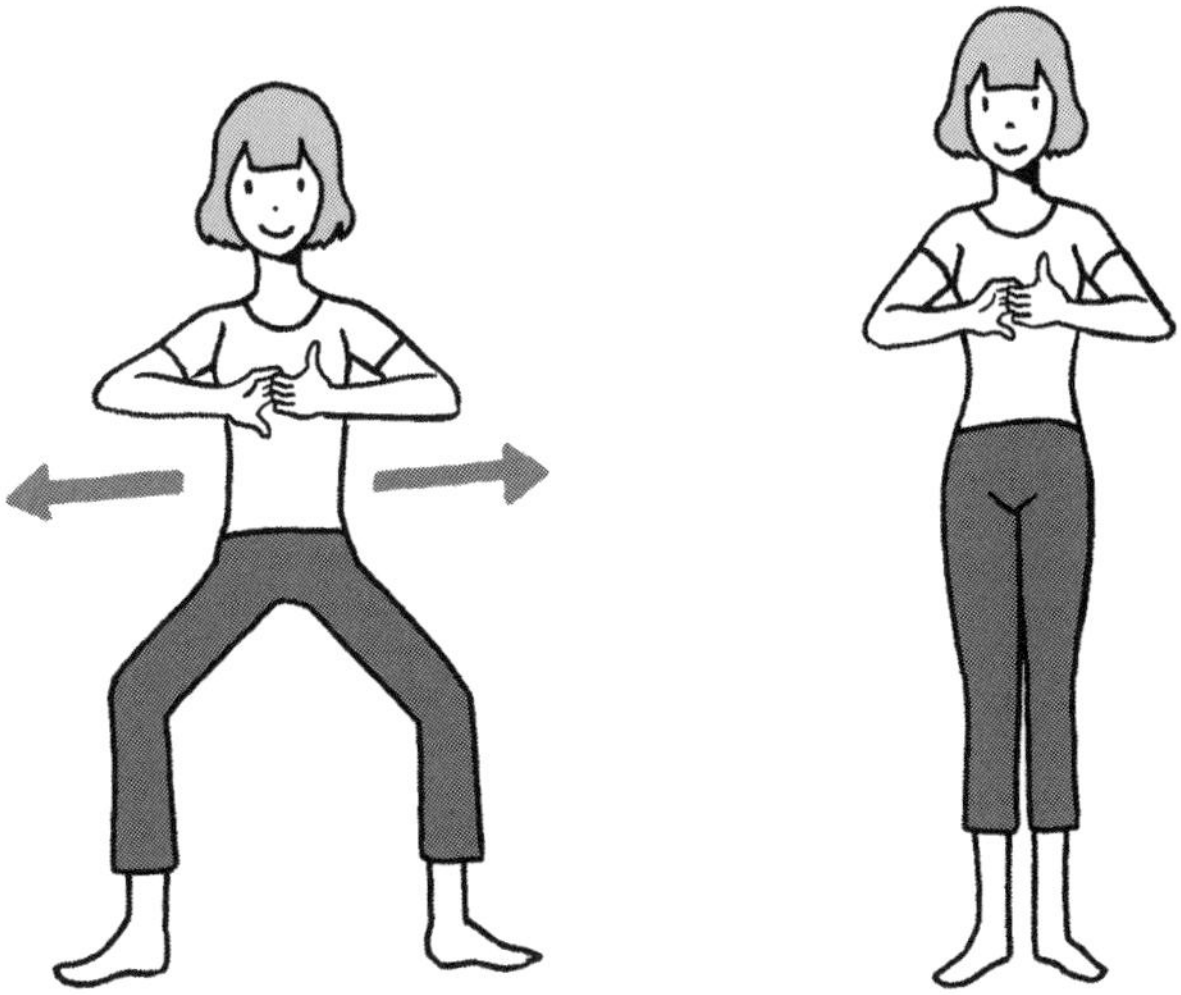

イラスト 41　サイドステップ
①胸の前で両手の指先を引っかけて組む。
②横へ一歩踏み出しながら、両手で引っ張り合う。１秒キープ。
③元の位置に戻って１秒休む。
④手を組む向きを変えて、反対側へ一歩踏み出し、引っ張り合う。
これを左右交互に繰り返す。１日 30 回程度。

あとがき

妊娠・出産・子育てをめぐる困った事態をたくさん書き連ねましたが、悲観しなくても大丈夫です。これまでにはなかった明るい変化も、たくさん現れてきています。その一つが、インターネットの普及により、体作りに励む女性の声が大きく広がっていることです。

「骨盤高位で体操をしてトコちゃんベルトを着けたら、腰痛がウソのように消えた」、「お腹の中の赤ちゃんが上がってきて、お腹の張りがおさまった」、「健診に行ったら2㎝も頸管が伸びていて、先生にびっくりされた」などなど、発信されている情報の量は、数年前と比べると格段に増えています。

また、骨盤ケア指導をしている施設も増加してきました。妊婦健診に通っている施設や近くの助産院などで「骨盤ケア教室に行って、いっぱい相談できてすごく良かった」などの声が「指導してもらえるところがない」と嘆く声よりも多くなってきていると感じます。

トコちゃんベルトを、お母さんから〝お下がり〟でもらったという妊婦さんが増えていることにも驚かされます。弟や妹が生まれるとき、お母さんがベルトを使うのを見ていたお姉ちゃんが、もうお母さんになるのです。こんなふうにして骨盤ケアに励む人口が増えることも、世の中を変えていく大きな力です。

私は就職したころから「歳いってからでは出産できないが、仕事はできる。30歳までに3人産んで、35歳から仕事に励もう」と決めていました。実際、その通りとなりました。子供を産み育てるには適齢期というものがあります。母子ともに健康だと、子供はかわいく子育ても楽しくてしょうがないのです。そんな楽しさを後回しにして仕事だけに目を向けていては、後悔の人生となってしまうこともあります。

卵子が老化し子宮が委縮してから妊娠を望むと、不妊治療のために注ぐお金と時間は莫大なものになります。何とかうまく妊娠しても、妊娠・出産はハイリスクとなりがちで、子育ても体にこたえます。育児を手伝ってもらおうにも両親は高齢となり、場合によっては介護が必要になります。実際にそうなってしまって、全ての歯車がかみ合わなくなり、心身ともに疲労困憊してしまっている人もいるのです。

健康な体は妊娠もしやすく、また長生きできる体です。それに、子供を作るかどうかにかかわらず、高齢になっても楽しく暮らすためには、健康が何より大切です。さあ、あなたも、パソコンの前から腰を上げ、携帯電話やスマートフォンを置いて、手を大きく動かしながら指の向こうを見つめ、未来に向かって歩みましょう。

2012年6月吉日

渡部信子

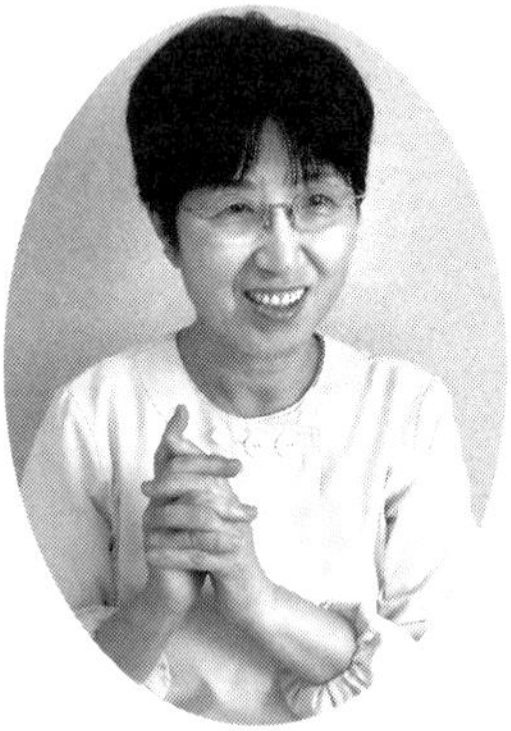

渡部信子（わたなべ・のぶこ）

京都大学医学部付属看護学校・助産婦学校卒業後、京都大学医学部付属病院（産科分娩部・未熟児センター婦長）で26年間勤務。1998年4月から整体サロン「健美サロン渡部」を開業し、妊娠中や産後のお母さんと、赤ちゃんの体をサポート。トコ・カイロプラクティック学院学院長。日本カイロプラクティック推進協同組合組合員。著書に『ゆがみを解消！骨盤メンテ』『肩こり・頭痛を解消！骨盤メンテ3』（共に日経BP）など。

●本文イラスト　三弓素青…………［イラスト 4、5、7、11、13、14、25、26］
斉藤ロジョコ……［上記以外］

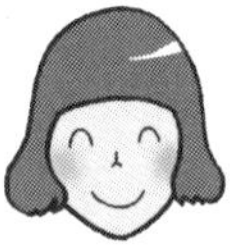

幸《しあわ》せな妊娠《にんしん》　出産《しゅつさん》　育児《いくじ》のために

トコちゃん先生《せんせい》の骨盤《こつばん》妊活《にんかつ》ブック

2012年7月10日　初版第1刷発行

著　　者　渡部信子(わたなべ・のぶこ)
編集協力　北村昌陽(きたむら・まさひ)
発 行 者　熊沢敏之
発 行 所　株式会社　筑摩書房
〒111-8755　東京都台東区蔵前2-5-3
振替00160-8-4123

印刷・製本　中央精版印刷株式会社

ISBN978-4-480-87855-7　C0077